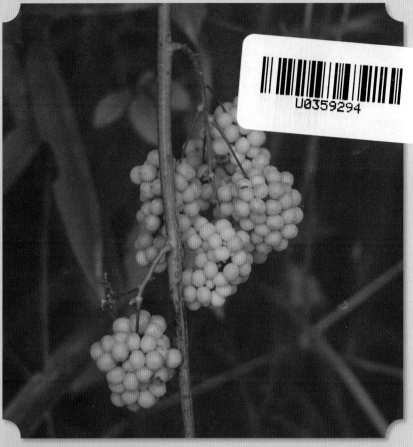

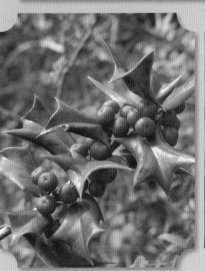

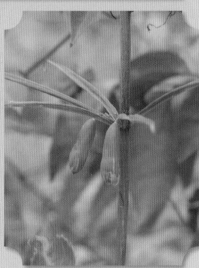

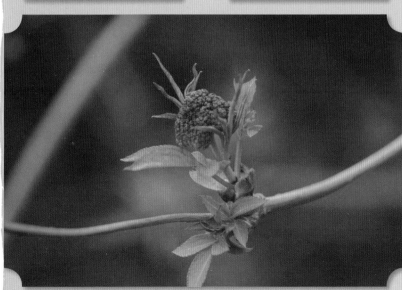

本草纲目珍藏版

（第三卷）

编著 林余霖

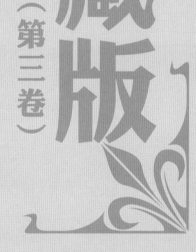

中医古籍出版社

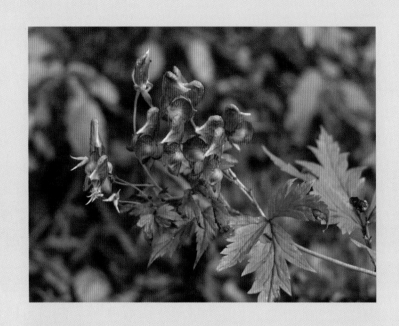

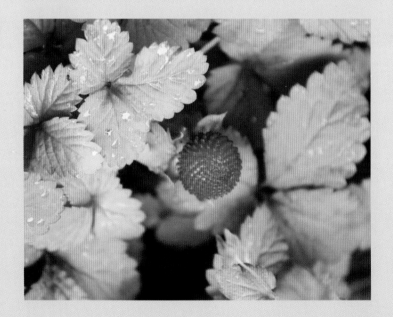

၆ 槐叶决明

【基源】 决明子为豆科植物槐叶决明的种子。

【原植物】 别名：茫茫决明、豆瓣叶、望江南、野苦参。与望江南很接近，但本种的叶较小，有5～10对，椭圆状披针形，顶端急尖或短渐尖。荚果较短，长5～10厘米，初时扁而稍厚，成熟时近圆筒形而多少膨胀。花期7～9月，果期10～12月。

【生境分布】 生于村边、路旁。分布于我国中部、东南部、南部及西南各省区。

【采收加工】 秋季采收成熟果实，晒干，打下种。

【性味功能】 味苦，性寒。有消炎，止痛，健胃的功能。

【主治用法】 用于痢疾，胃痛，肺脓疡，喉炎，淋巴腺炎；用量10～15克。外用于阴道滴虫，烧烫伤，外用适量，煎水熏洗。

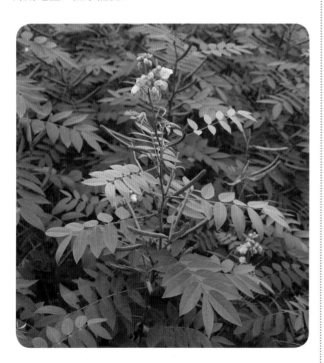

【应用】

1. 喉炎，淋巴腺炎：决明子15克。水煎服。

2. 滴虫，阴道炎：决明子适量，煎水熏洗。

3. 烧烫伤：决明子适量，煎水熏洗，并压汁，调红花油，敷患处。

4. 肝火上升头痛、头昏：决明子、钩藤、夏枯草各9克，龙胆草3克，珍珠母6克。水煎服。

5. 火眼红痛，怕光流泪：决明子、木贼、刺蒺藜、菊花各9克。水煎服。

၆ 小决明

【基源】 决明子为豆科植物小决明的种子。

【原植物】 一年生草本，全体被短柔毛。叶互生，双数羽状复叶；叶柄上面有沟，下面两对小叶间各有1腺体；小叶3对，倒卵形或倒卵状长圆形，先端圆形，有微突尖，基部广楔形或近圆形，偏斜，全缘。花成对腋生；总花梗被柔毛；萼片5，卵圆形，外面被柔毛；花瓣5，黄色，倒卵形，有短爪，最下面的2瓣稍长；荚果线形，四棱柱形，稍扁，被疏柔毛。种子多粒，菱形，灰绿色，有光泽。花期6～8月，果期9～10月。

【生境分布】 生于村边、路旁、山坡等地。分布于台湾、广西、云南等省区。

【采收加工】 秋季采收成熟果实，晒干，收集种子。

【性状鉴别】

决明子：两端平行倾斜，形似马蹄。表面绿棕色或暗棕色，平滑有光泽，背腹两侧各有一条突起的线性凹纹。质坚硬。味微苦。小决明子为短圆柱形，两端平行倾斜。

炒决明子：种皮破裂，颜色加深，偶有焦斑，质稍脆，微有香气。

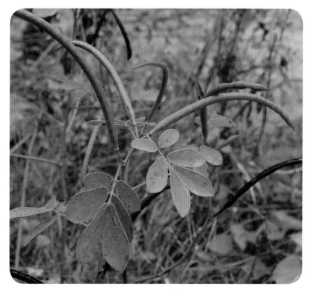

【炮制】

决明子：取原药材，除去杂质，洗净，干燥。用时捣碎。

炒决明子：取净决明子，置预热炒制容器内，用文火

237

加热，炒至微有爆裂声，微鼓起，内部黄色，并逸出香气时，取出晾凉。用时捣碎。

【性味功能】 味苦、甘、咸，微寒。有清肝明目，润肠通便的功能。

【主治用法】 用于高血压，头痛，眩晕，目赤涩痛，目暗不明，急性眼结膜炎，角膜溃疡，视物不清，青光眼，大便秘结，痈疖疮疡。用量 10～15 克。

【现代研究】

1. 化学成分 本品主要含大黄酸、大黄素、芦荟大黄素、决明子素等蒽醌类物质，以及决明苷、决明酮、决明内酯等，尚含甾醇、脂肪酸、糖类、蛋白质等。

2. 药理作用 本品有降血压、降血脂作用，有抗菌和致泻作用，能增强巨噬细胞吞噬功能，还有保肝，抗血小板聚集作用。临床选方可用于治疗血清胆固醇增高，原发性、慢性肾炎性高血压等。

【应 用】

同槐叶决明。

§ 含羞草决明

【基 源】 本品为豆科植物含羞草决明的干燥全草。

【原植物】 别名：软肝草、黄瓜香、水皂角、山扁豆。亚灌木状草本。茎多分枝，分枝瘦长，斜升或四散，多少被短毛。双数羽状复叶互生，托叶线形，长尖；小叶 25～60 对，镰刀状线形，先端短尖。单一或数朵排成短总状花序，花萼 5，花瓣 5，黄色；雄蕊 10；子房线形而扁，花柱内弯。荚果扁平条形，有毛。种子 16～25，深褐色，平滑有光泽。花期 8～9 月，果期 9～10 月。

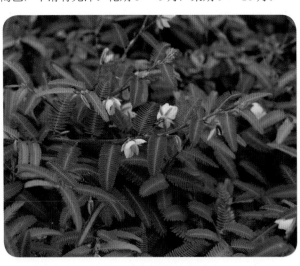

【生境分布】 生于山坡，路旁、草丛中。分布于华北、南延至广东、广西、贵州、云南、台湾等省区。

【采收加工】 夏、秋季采集全草，晒干或焙干。

【性味功能】 味甘，性平。有清肝利湿，散瘀化积的功能。

【主治用法】 用于湿热黄疸，暑热吐泻，水肿，劳伤积瘀，小儿疳积，疔疮痈肿。用量 6～25 克。

【应 用】

1. 黄疸型肝炎：含羞草决明 100 克，地星宿 25 克，煨水服。

2. 暑热吐泻：含羞草决明 50 克，水煎服。

3. 水肿、热淋：含羞草决明、蓄各 50 克，煨水服。

4. 疔疮：鲜含羞草决明叶适量，捣烂，加盐少许，外敷患处。

§ 地肤（地肤子）

【基 源】 地肤子为藜科植物地肤的干燥成熟果实。

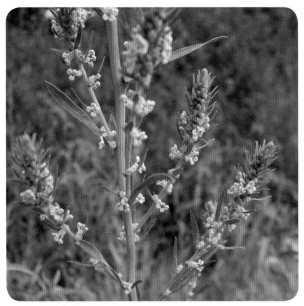

【原植物】 别名：扫帚子、扫帚草、扫帚苗。一年生草本。茎直立，多分枝，幼时具白色柔毛，后变光滑，秋天常变为红紫色。叶互生，稠密，无柄，叶狭圆形或长圆状披针形，长 2～5 厘米，宽 3～7 毫米，全缘，无毛或有白色短柔毛；茎上部叶较小，无柄。穗状圆锥花序，花小，黄绿色，无梗，1 朵或数朵生于叶腋。胞果扁球形，包于宿存花被内。种子卵形，黑褐色，有光泽。花期 6～9

月，果期 7～10 月。

【生境分布】 生于山野荒地、田野、路旁或庭院栽培，分布几遍全国。

【采收加工】 秋季果实成熟时采收果实，晒干，除去杂质。

【性状鉴别】 本品干燥果实呈扁圆形五角星状。外面为宿存花被，膜质，先端 5 裂，裂片三角形，土灰绿色或浅棕色。顶面中央有柱头残痕，基部有圆点状果柄痕，及 10 条左右放射状的棱线。花被易剥离，内有 1 粒小坚果，横生，果皮半透明膜质，有点状花纹，种子褐棕色，扁平，形似芝麻，中部稍凹，边缘稍隆起，内有马蹄状的胚，淡黄色，油质，胚乳白色。气微，味微苦。

【性味功能】 味辛、苦，性寒。有清热利湿，祛风止痒的功能。

【主治用法】 用于小便不利，风疹，湿疹，皮肤瘙痒。用量 9～15 克。

【现代研究】

1. 化学成分 本品种子含三萜类及其皂苷。绿色部分含生物碱。

2. 药理作用 本品有抗菌作用，其水提物对小鼠单核巨噬细胞系统及迟发型超敏反应有抑制作用。

【应 用】

1. 皮肤瘙痒，湿疹，风疹：地肤子 15 克，白藓皮、苦参、野菊花、赤芍、当归各 9 克，川草、生地各 12 克。水煎服。并水煎洗患处。

2. 小便不利，湿热淋症：地肤子、猪苓、蓄各 9 克，木通 6 克。水煎服。

3. 热淋，水肿：地肤子、猪苓、通草。水煎服。

6 瞿麦

【基 源】 本品为石竹科植物瞿麦的地上部分。

【原植物】 多年生草本。叶线状披针形，先端长渐尖，基部抱茎。花单生或数朵成疏聚伞状。苞片 2～3 对，边缘宽膜质；花瓣 5，淡红色，边缘细裂成流苏状，喉部有须毛，基部具长爪。蒴果狭圆筒形。种子倒卵形。花期 7～8 月。

【生境分布】 生于山坡、林下。分布于全国大部分地区。

【采收加工】 夏、秋二季花果期采割，除去杂质，干燥。

【性状鉴别】 本品干燥全草，茎直立，圆柱，光滑无毛，节明显，稍膨大。叶对生，多皱缩，展平后呈线性或披针形。枝端具花及果实，有淡黄色膜质的宿萼，花萼筒状；苞片 4～6，宽卵形，长约为萼筒的 1/4；花冠淡红或淡紫色，先端深裂成细线条。蒴果，长圆形，外表皱缩，顶端开裂。种子多数，褐色、扁平。气微，味微甜。

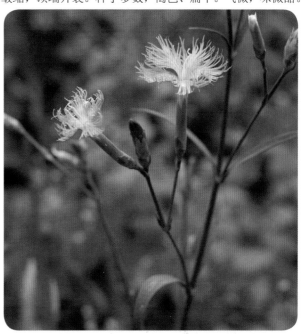

【炮 制】 拣净杂质，除去残根，洗净，稍润，切段，干燥。

【性味功能】 味苦，性寒。有利尿通淋，破血通经的功能。

【主治用法】 用于尿路感染，小便不通，淋沥涩痛，月经闭止，痛肿疮毒。用量 9～15 克。

【现代研究】

1. 化学成分 瞿麦鲜草含水分较多，还含粗蛋白质，粗纤维，磷酸 0.13%。还含维生素 A 类物质，此外尚含少量生物碱。

2. 药理作用 本品煎剂对家兔、麻醉和不麻醉犬都有一定的利尿作用，对肠管有显着的兴奋作用，对麻醉犬有降压作用，还能杀死血吸虫虫体。

【应 用】

1. 急性尿道炎、膀胱炎：瞿麦、赤芍各 9 克，茅根 30 克，生地 18 克，阿胶 4.5 克（溶化），地骨皮 6 克。水煎服。

239

2. 产后泌尿感染而致的血淋：瞿麦、蒲黄。水煎服。

3. 便秘：瞿麦、栝蒌仁。水煎服。

4. 小便淋沥涩痛，短赤，血淋、砂淋：瞿麦、蓄、栀子、滑石、木通、车前子、炙甘草、大黄等。水煎服。

§ 王不留行

【基　源】　王不留行为石竹科植物麦蓝菜的干燥成熟种子。

【原植物】　别名：王不留行、不留子。二年生草本，茎直立，圆筒状，中空，节膨大，上部二叉状分枝。叶无柄，卵状披针形或披针形，基部圆形或近心形，微抱茎，顶端急尖，二歧聚伞花序成伞房状，稀疏。苞片着生花梗中上部；花萼卵状圆锥形，后期微膨大呈球形，棱绿色，棱间绿白色，近膜质，萼齿小，三角形，顶端急尖，边缘膜质；花瓣淡红色。蒴果卵形。

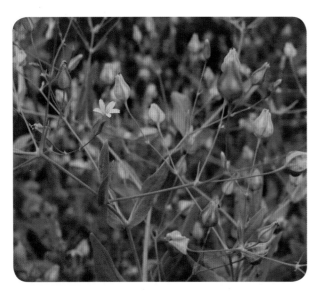

【生境分布】　生于路旁、荒地，尤以麦田中最多。分布于全国大部分地区。

【采收加工】　夏季果实成熟、果皮尚未开裂时采收种子，晒干。

【性味功能】　味苦，性平。有活血通经，催生下乳，消肿敛疮的功能。

【主治用法】　用于乳汁不下，经闭，痛经，乳痈肿痛。用量4.5～9克。

【应　用】

1. 乳汁不通：王不留行、当归各12克，猪蹄炖服。

2. 乳腺炎，乳房结块：王不留行、蒲公英各15克，栝楼仁12克，夏枯草9克。水煎服。

3. 带状疱疹：王不留行，文火炒黄，研末，麻油调涂，敷患处。

§ 长春花

【基　源】　本品为夹竹桃科植物长春花的全草。

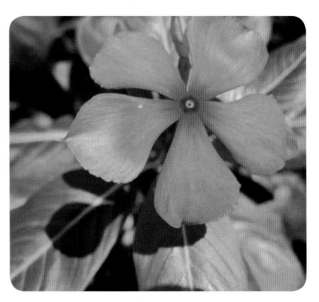

【原植物】　常绿亚灌木，高达80厘米。茎直立，上部多分枝，节稍膨大。叶交互对生，长椭圆形或倒卵形，先端钝圆而具短尖，基部渐窄而成一短柄，全缘或微波状，主脉基部淡红紫色、紫红色或粉红色花，单生或成对生；夏秋间于叶腋开花花萼小，5深裂；花冠高脚碟状，裂片5，旋卷。果成对生，圆柱形，被毛。花期7～9月。

【生境分布】　生于林边，路边，海滩及园地草丛中。多系栽培。分布于长江以南各省区。

【采收加工】　全年可采全草，切段，晒干或鲜用。

【性状鉴别】　本品全草长30～50厘米。主根圆锥形，略弯曲。茎枝绿色或红褐色，类圆柱形，有棱，折断面纤维性，髓部中空。叶对生，皱缩，展平后呈倒卵形或长圆形，先端钝圆，具短尖，基部楔形，深绿色或绿褐色，羽状脉明显；叶柄甚短。枝端或叶腋有花，花冠高脚碟形，淡红色或紫红色。气微，味微甘、苦。

【性味功能】　味微苦，性凉；有毒。有平肝潜阳、降压安神，清热消炎，抗癌的功能。

【主治用法】 用于急性淋巴细胞性白血病，淋巴肉瘤，巨滤泡性淋巴瘤，高血压等。用量6～15克，水煎服。或提取物制成注射剂。

【现代研究】

1. 化学成分 本品含70种以上生物碱，主要有长春碱、长春新碱、阿马里新等。

2. 药理作用 本品能凉血降压，镇静安神。用于治疗高血压、火烫伤、恶性淋巴瘤、绒毛膜上皮癌、单核细胞性白血病。

【应 用】

1. 霍奇金氏病，淋巴肉瘤，急性淋巴细胞白血病：硫酸长春新碱，静脉注射或静脉滴注。

2. 高血压：长春总碱，静脉注射。

3. 糖尿病：长春花叶及全株提取物。

⑤ 播娘蒿（葶苈子）

【基 源】 葶苈子为十字花科植物播娘蒿种子，习称南葶苈子。

【原植物】 别名：眉毛蒿、婆婆蒿、麦蒿。一年生草本。叶三回羽状深裂，末端裂片条形或长圆形，下部叶具柄，上部叶无柄。花序伞房状，果期伸长；花瓣黄色；长角果细圆柱形，成熟时果实稍呈念珠状。花期4～6月，果期5～8月。

【生境分布】 生于山坡、田野及农田。全国大部分地区有分布。

【采收加工】 夏季果实成熟转黄时，打下种子，簸去杂质、即可。

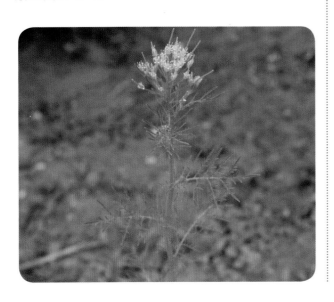

【性状鉴别】 本品呈长圆形而扁，黄棕色，微有光泽，长约1毫米，径约0.5毫米，一端钝圆，另一端近截形，二边往往不等长，中央凹入，种脐位于凹入处，但不甚明显，种子表面具有细密的网纹及2条纵列的浅槽。气微，味淡，有粘性。

【炮 制】

净制：拣净杂质，筛去灰屑。

炒制：取净药材置锅内，用文火炒至微鼓起，并有香气为度。取出，放凉。

【性味功能】 味辛、苦，性寒。有泻肺除痰，止咳，平喘，行水消肿的功能。

【主治用法】 用于痰饮喘咳，面目浮肿，肺痈，胸腹积水。用量3～9克。

【现代研究】

1. 化学成分 本品含有挥发油，为异硫氰酸苄酯、异硫氰酸烯丙酯、二烯丙基二硫化物，含亚麻酸，亚油酸，油酸，尚含七里香甙甲。

2. 药理作用 本品具有强心作用和利尿作用。

【应 用】

1. 结核性渗出性胸膜炎：葶苈子15克，大枣15枚，茯苓、白术各12克，桂枝、瓜蒌皮、薤白、姜半夏各9克，甘草、陈皮各4.5克，水煎服。

2. 热结胸痛：葶苈子、柴胡、黄芩、赤白芍、半夏、枳实、郁金各9克，生姜3片，大枣4枚。水煎服。

3. 咳嗽实喘，气急，痰多：葶苈子、杏仁、大枣各9克，炙麻黄3克。水煎服。

4. 胸腹水肿，小便不利：葶苈子、防己、大黄各9克。水煎服。

⑤ 独行菜（葶苈子）

【基 源】 葶苈子为十字花科植物独行菜干燥成熟种子，习称北葶苈子。

【原植物】 二年生草本。基生叶倒披针形，羽状裂。茎生叶披针形，基部宽，耳状抱茎，边缘有疏齿或全缘；上部叶线形，全缘或微有疏齿。顶生总状花序，果期伸长。萼片4；无花瓣或退化成丝状。短角果，宽椭圆形。种子卵形，棕红色，近平滑。花、果期4～6月。

【生境分布】 生于田野、山坡杂草中。分布于北方大部分省区。

【采收加工】 夏季果实成熟时采割植株，晒干，搓出种子。

【性状鉴别】 本品形如瓜子而扁，黄棕色，长约1.5毫米，宽约0.75毫米。一端钝圆，一端渐尖而微凹，种脐位于凹入处，但不明显；扩大镜观察，表面多颗粒状细小突起，并有2条纵列的浅槽。气微，味苦辛，有粘性。

【炮 制】
净制：拣净杂质，筛去灰屑。

炒制：取净药材置锅内，用文火炒至微鼓起，并有香气为度。取出，放凉。

【性味功能】 味辛、苦，性大寒。有泻肺除痰，平喘止咳，行水消肿的功能。

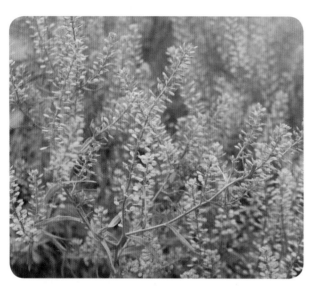

【功能主治】 于痰饮喘咳，面目浮肿，胸胁胀满，小便不利。用量5～10克。

【现代研究】
1. 化学成分 本品含有含脂肪油、芥子甙、蛋白质、糖类等成分。

2. 药理作用 本品具有强心作用和利尿作用。

【应 用】
1. 肺原性心脏病：葶苈子、党参各10克，大枣5枚，桑白皮12克。水煎服。

2. 肺壅咳血，喘嗽：葶苈子75克。水煎服。

3. 寒湿胸痛：葶苈子15克，大枣15枚，茯苓、白术各12克，桂枝、瓜蒌皮、薤白头、姜半夏各9克，甘草、陈皮各4.5克。水煎服。

4. 胸腹水肿，小便不利：葶苈子、防己、大黄各9克。水煎服。

9 车前

【基 源】 车前子为车前草科植物车前的种子。

【原植物】 多年生草本。须根多数。叶基出，直立或外展；椭圆形或卵圆形，有5或7条弧形脉。穗状花序顶生，花疏生，绿白色；花冠管4裂，淡绿色。蒴果卵状椭圆形或卵形，周裂。种子椭圆形，腹面明显平截，黑褐色。花期6～9月。果期7～10月。

【生境分布】 生于沟旁、路边或田野。分布于全国各地。

【采收加工】 8～9月果穗成熟时摘下，搓出种子晒干。

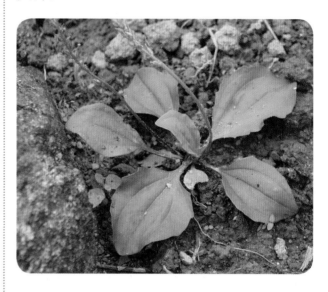

【性状鉴别】 本品呈椭圆形、不规则长圆形或三角状长圆形，略扁，长约2毫米，宽约1毫米。表面黄棕色至黑褐色，有细皱纹，一面有灰白色凹点状种脐。质硬。气微，味淡。

【炮 制】 除去杂质，洗净，切段，晒干。

【性味功能】 味甘，性寒。有清热利尿，渗湿通淋，清肝明目，止咳化痰的功能。

【主治用法】 用于淋病尿闭，暑湿泄泻，目赤肿痛，痰多咳嗽，视物昏花。用量9～15克。水煎服。孕妇忌服。

【现代研究】
1. 化学成分 本品含有熊果酸，正三十一烷，β-谷甾醇，豆甾醇，桃叶珊瑚甙，车前草苷A、B、C、D、E、

F，车前黄酮甙，去鼠李糖异洋丁香酚，洋丁香酚甙，大车前甙，去鼠李糖异洋丁香酚，洋丁香酚甙，大车前甙，7-羟基大车前甙，尚含月水苏糖，蔗糖，棉子糖等糖类。

2.药理作用　本品具有镇咳、平喘、祛痰作用，抗病原微生物作用、抗炎作用、抗氧化作用，并有较弱的肿瘤抑制作用。

【应　用】

同平车前。

附注：其全草亦供药用，称"车前草"。1.泌尿系感染：车前草、虎杖、马鞭草各30克，茅根、蒲公英、海金沙各15克，忍冬藤、紫花地丁、十大功劳各9克。水煎服。2.肠炎：鲜车前草15克。水煎服。

§ 大车前

【基　源】　车前子为车前科植物大车前的种子。

【原植物】　多年生草本。根状茎粗短，具须根。基生叶直立，宽卵形，顶端圆钝。花茎数条；穗状花序，花密生，苞片有绿色龙骨状突起；花冠裂片卵圆形或卵形。蒴果圆锥形。种子矩圆形，棕色或棕褐色。花期6～9月，果期7～10月。

【生境分布】　生于沟边、路旁潮湿处。分布于全国大部分省区。

【采收加工】　4～10月采收全草，晒干或鲜用；车前子于8～9月采收果穗，晒干后搓出种子。

【性状鉴别】　本品呈椭圆形或不规则长圆形，稍扁，长2毫米，宽1毫米。表面棕褐色或黑棕色。放大镜下观察，可见细密网纹，种脐淡黄色，椭圆凹窝状。气味无，嚼之带粘液性。以粒大、色黑、饱满者为佳。

【炮　制】　除去杂质，洗净，切段，晒干。

【性味功能】　味甘，性寒。有清热利尿，清肝明目，止咳化痰的功能。

【主治用法】　用于淋病尿闭，暑湿泄泻，目赤肿痛，痰多咳嗽，急性扁桃体炎，皮肤肿毒等。车前子：用量5～15克。

【现代研究】

1.化学成分　全草含齐墩果酸，β-谷甾醇，菜油甾

醇，豆甾醇，木犀草素，单萜环烯醚萜甙类成分桃叶珊瑚甙，车前醚甙，车叶草甙，山萝花甙，大车前草甙。

叶含延胡索酸，苯甲酸，桂皮酸，丁香酸，木犀草素，黄芩甙，绿原酸，新绿原酸及多糖。

2.药理作用　本品具有镇咳、平喘、祛痰作用，抗病原微生物作用、抗炎作用、抗氧化作用，尚有抗肿瘤作用。

【应　用】

1.急慢性肾炎：车前子、淮山药、云苓各12克，怀牛膝、山萸肉、泽泻、附子各9克，熟地24克，肉桂3克，丹皮6克。水煎服。

2.老年性白内障：车前子、当归、熟地、枸杞子、菟丝子。水煎服。

3.疱性角膜炎：车前子、黄芩、龙胆草、羌活、菊花。水煎服。

附注：其全草亦供药用，称"车前草"。

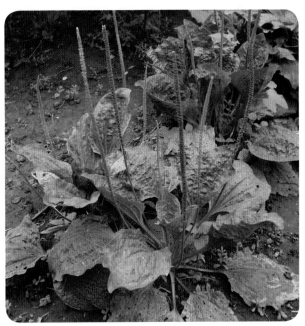

§ 平车前

【基　源】　车前子为车前草科植物平车前的种子。

【原植物】　别名：主根车前。有圆柱状直根。叶柄长1.5～3厘米；叶基生，平铺地面，椭圆形或椭圆状披针形，纵脉3～7条；叶柄基部具较宽叶鞘，边缘有小齿。穗状花序直立，长4～10厘米，上部花较密，下部花较疏；花冠裂片4。蒴果圆锥状，褐黄色。种子4～5，长圆形，细小，黑棕色，光滑。花期5～9月。果期6～10

月。

【生境分布】 生于山坡、路旁、田埂、河边及荒地。分布于东北、华北、西北及河南、山东等地区。

【采收加工】 8～9月果穗成熟时搓出种子，晒干。

【性状鉴别】 本品呈椭圆形或不规则长圆形，稍扁，长1～1.5毫米，宽不足1毫米，余与大车前种相似。

【炮　制】 除去杂质，洗净，切段，晒干。

【性味功能】 味甘，性寒。有清热利尿，渗湿通淋，清肝明目，止咳化痰的功能。

【主治用法】 用于淋病尿闭，暑湿泄泻，目赤肿痛，痰多咳嗽，视物昏花。用量9～15克。布包入煎剂。孕妇忌服。

【现代研究】

1. 化学成分 本品含有熊果酸，正三十一烷，β-谷甾醇，豆甾醇，桃叶珊瑚甙，车前草苷A、B、C、D、E、F，车前黄酮甙，去鼠李糖异洋丁香酚，洋丁香酚甙，大车前甙，去鼠李糖异洋丁香酚，洋丁香酚甙，大车前甙，7-羟基大车前甙，尚含月水苏糖，蔗糖，棉子糖等糖类。

2. 药理作用 本品具有镇咳、平喘、祛痰作用，抗病原微生物作用、抗炎作用、抗氧化作用，并有抑制肿瘤作用。

【应　用】

同大车前。

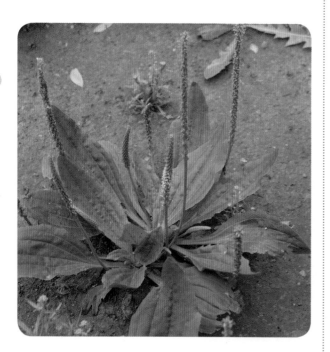

9 马鞭草

【基　源】 本品为马鞭草科植物马鞭草的地上部分。

【原植物】 别名：铁马鞭、马板草。多年生草本。棱及节有硬毛。茎四棱形，叶对生，卵圆形、倒卵形或长圆状披针形，基生叶边缘有粗齿，茎生叶3深裂，穗状花序细长，顶生和腋生，每花下有卵状钻形苞片1枚；花萼管状，膜质，有硬毛，裂齿5；花冠淡紫色或蓝色，5裂，裂片近二唇形。蒴果长圆形，包于萼内，成熟时裂成四个小坚果。花期6～8月。果期7～11月。

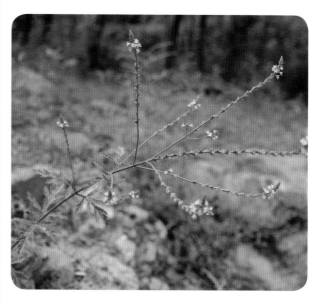

【生境分布】 生于林边路旁、山坡、田野、溪旁等处。分布于山西、陕西、甘肃、新疆及华东、中南、华南、西南等地区。

【采收加工】 7～10月间开花后采收，地上部分，晒干或鲜用。

【性状鉴别】 本品茎呈方柱形，多分枝，四面有纵沟，长0.5～1米。表面绿褐色，粗糙；质硬而脆，断面有髓或中空。叶对生，皱缩，多破碎，绿褐色，完整者展平后叶片3深裂，边缘有锯齿。穗状花序细长，有小花多数。无臭，味苦。

【炮　制】 除去残根及杂质，洗净，稍润，切段，晒干。

【性味功能】 味苦，性微寒。有凉血，破血，通经，利水消肿，清热解毒的功能。

【主治用法】 用于经闭，腹部肿块，水肿腹胀，湿热黄疸，痢疾，疟疾，白喉，咽喉肿痛，痈肿，疮毒。用量4～9克。孕妇忌服。

【现代研究】

1. 化学成分　本品含马鞭草甙，5-羟基马鞭草甙；另含苦杏仁酶、鞣质；戟叶马鞭草甙，羽扇豆醇，β-谷甾醇，熊果酸，桃叶珊瑚甙，蒿黄素，马鞭草新甙，腺甙，β-胡萝卜素，并含少量水苏糖等成分。

2. 药理作用　本品具有抗炎止痛作用，镇咳作用和对子宫轻微的收缩作用，临床选方可用治疗疟疾、传染性肝炎治疗或流行性感冒等疾病。

【应　用】

1. 跌打扭伤：鲜马鞭草，捣烂敷患处。或黄酒调匀敷患处。

2. 湿疹、皮炎：马鞭草，煎水外洗，并涂敷患处。

3. 闭经：马鞭草150克，红糖15克，黄酒120克，炖服。

4. 哮喘：马鞭草50克，豆腐100克。开水炖服。

狼把草

【基　源】　本品为菊科植物狼把草的全草。

【原植物】　别名：小鬼叉、大狼把草。一年生草本。茎直立，高30～80厘米，有时可达90厘米；由基部分枝，无毛。叶对生，茎顶部的叶小，有时不分裂，茎中、下部的叶片羽状分裂或深裂；裂片3～5，卵状披针形至狭披针形；稀近卵形，基部楔形，稀近圆形，先端尖或渐尖，边缘疏生不整齐大锯齿，顶端裂片通常比下方者大；叶柄有翼。头状花序顶生，球形或扁球形；总苞片2列，内列披针形，干膜质，与头状花序等长或稍短，外列披针形或倒披针形，比头状花序长，叶状；花皆为管状，黄色；柱头2裂。瘦果扁平，长圆状倒卵形或倒卵状楔形，长4.5～9毫米，直径1.5～2.2毫米，边缘有倒生小刺，两面中央各只一条纵肋，两侧上端各有一向上的刺，刺上有细小的逆刺。花期8～9月，果期10月。

【生境分布】　生长于水边湿地、沟渠及浅水滩，也生长于路边荒野。全国大部分地区有分布。

【采收加工】　夏、秋间割取地上部分，晒干。

【性味功能】　味苦、甘，性平。有养阴润肺，厚肠止痢，解毒疗疮，清热利湿的功能。

【主治用法】　用于感冒，扁桃体炎，咽喉炎，肠炎，痢疾，肝炎，泌尿系感染，肺结核盗汗，闭经；外用治疖肿，湿疹，皮癣。内服：煎汤10～15克。外用：适量捣汁外涂或研末外撒、调涂。

【现代研究】

1. 化学成分　干草含挥发油、鞣质，木犀草素、本犀草素-7-葡萄糖甙等黄酮类。叶含维生素C。果实含油23.78%。

2. 药理作用　全草针剂注射有镇静、降压及轻度增大心跳振幅的作用，内服有利尿、发汗作用。

【应　用】

1. 气管炎，肺结核：鲜狼把草50克，水煎服。

2. 白喉，咽喉炎，扁桃体炎：鲜狼把草150～200克，加鲜橄榄6个，或马兰鲜根25克，水煎服。

3. 咽喉肿痛：鲜狼把草25～50克，加冰糖炖服。

4. 湿疹：鲜狼把草叶捣烂绞汁涂抹。

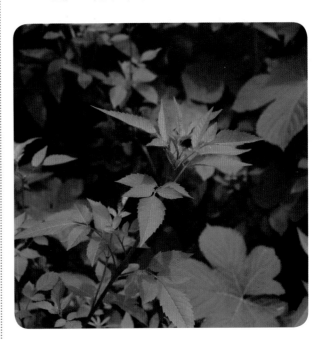

狗尾草

【基　源】　本品为禾本科植物狗尾草的全草。

【原植物】　一年生草本。秆直立或基部膝曲，高10～100厘米，基部径达3～7毫米。叶鞘松弛，边缘具较径的密绵毛状纤毛；叶舌极短，边缘有纤毛；叶片扁平，长三角状狭披针形或线状披针形，先端长渐尖，基部钝圆形，几成栽状或渐窄，长4～30厘米，宽2～18毫米，通常无毛或疏具疣毛，边缘粗糙。圆锥花序紧密呈圆柱状或基部稍疏离，直方或稍弯垂，主轴被较长柔毛，

245

长2～15厘米，宽4～13毫米（除刚毛外），刚毛长4～12毫米，粗糙，直或稍扭曲，通常绿色或褐黄到紫红或紫色；小穗2～5个簇生于主轴上或更多的小穗着生在短小枝上，椭圆形，先端钝，长2～2.5毫米，铅绿色；第1颖卵形，长约为小穗的1/3，具3脉，第2颖几与小穗等长，椭圆形，具5～7脉；第1外稃与小穗等长，具5～7脉，先端钝，其内稃短小狭窄，第2外稃椭圆形，具细点状皱纹，边缘内卷，狭窄；鳞被楔形，先端微凹；花柱基分离。颖果灰白色。花、果期5～10月。

【生境分布】 生于荒野、道旁。分布于全国各地。

【采收加工】 夏、秋季采收，晒干或鲜用。

【性味功能】 味甘、淡，性平。有祛风明目，清热利尿的功能。

【主治用法】 用于风热感冒，砂眼，目赤疼痛，黄疸肝炎，小便不利；外用治颈淋巴结结核。内服：煎汤，6～12克（鲜者30～60克）。外用：煎水洗或捣敷。

【应　用】

1. 远年眼目不明：狗尾草研末，蒸羊肝服。

2. 羊毛癫（一名羊毛疹）：以狗尾草煎汤内服，外用银针挑破红瘰，用麻线挤出瘰中白丝如羊毛状者，否则胀死。

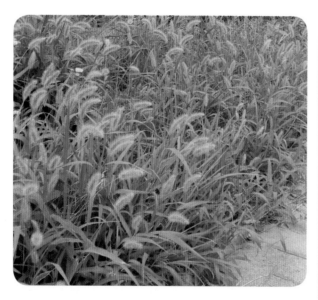

5 鳢肠（墨旱莲）

【基　源】 墨旱莲为菊科植物鳢肠的地上部分。

【原植物】 别名：旱莲草。一年生草本，全株被白色茸毛。茎圆柱形，有纵棱及分枝。茎叶折断后，即

变蓝黑色。叶对生，几无柄，披针形或条状披针形，全缘或有细锯齿。头状花序腋生或顶生，花梗细长；总苞2层，绿色；花杂性，外围为舌状花2层，白色，雌性，发育；中央为管状花，黄绿色，两性，全育。管状花的瘦果较短粗，三棱形，舌状花的瘦果扁四棱形，黄黑色。花期7～9月。果期9～10月。

【生境分布】 生于路旁、田间等较阴湿处。分布于全国大部分地区。

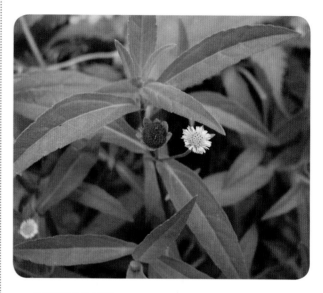

【采收加工】 夏、秋季枝叶生长茂盛时割取全草，洗净晒干或鲜用。

【性状鉴别】 本品干燥全草全体被白色茸毛。茎圆柱形；绿褐色或带紫红色，有纵棱。叶片卷曲，皱缩或破碎，绿褐色。茎顶带有头状花序，多已结实，果实很多，呈黑色颗粒状。浸水后搓其茎叶，则呈黑色。气微香，味淡微咸。以色绿、无杂质者为佳。

【炮　制】 拣净杂质，除去残根，洗净闷透，切段晒干。

【性味功能】 味甘、酸，性微寒。有补益肝肾，凉血止血的功能。

【主治用法】 用于肝肾阴亏，头晕目眩，鼻衄，吐血，咯血，牙龈出血，尿血，便血，崩漏，腰膝酸软，外伤出血。用量6～12克。外用适量，煎水洗或鲜品捣烂敷患处。

【现代研究】

1. 化学成分 本品全草含挥发油、鞣质、皂甙以及怀德内酯、去甲基怀德内酯、α-三联噻酚甲醇、菸碱和维生素A样物质等。

2. 药理作用　本品有抗菌、止血作用；有保肝、抗诱变作用。此外，还有明显镇静、镇痛作用。

【应　　用】

1. 肺结核咯血：墨旱莲、白茅根，制成注射液，肌肉注射。

2. 痢疾：墨旱莲200克，糖50克，水煎服。

3. 水田皮炎：墨旱莲搓烂涂擦患处。

4. 刀伤出血：鲜墨旱莲，捣烂外敷。

§ 连翘

【基　　源】　本品为木犀科植物连翘的果实。

【原 植 物】　别名：空壳，黄花条，青翘，老翘。落叶灌木。小枝节间中空，有髓。1～3三出复叶，卵形，有锐锯齿。花先叶开放，1～6花簇生叶腋。花萼基部合生成管状，4深裂；花冠金黄色，4裂。蒴果狭卵形，木质，生瘤点，顶端2裂。花期3～5月。果期7～8月。

【生境分布】　生于山坡灌丛、山谷疏林或草丛。多栽培。分布于全国大部分省区。

【采收加工】　不同成熟期采收果实，晒干。

【性状鉴别】　本品果实长卵形至卵形，稍扁，长1～2.5厘米，直径0.5～1.3厘米。"老翘"多自先端开裂，略向外反曲或裂成两瓣，基部有果柄或其断痕，果瓣外表面黄棕色，有不规则的纵皱纹及多数凸起的淡黄色瘤点，基部瘤点较少，中央有1条纵凹沟；内表面淡黄棕色，平滑，略带光泽，中央有一条纵隔，种子多已脱落，果皮硬脆，断面平坦。"青翘"多不开裂，表面绿褐色，瘤点较少，基部多具果柄，内有种子多数，披针形，微弯曲，长约0.7厘米，宽约0.2厘米，表面棕色，一侧有窄翅。气微香，味苦。

【炮　　制】　拣净杂质，搓开，除去枝梗。

【性味功能】　味苦，性微寒。有清热解毒，散结消肿的功能。

【主治用法】　用于风热感冒，温病初起，咽喉肿痛，斑疹，丹毒，痈结肿毒，淋巴结结核，高烧烦渴，神昏发斑，瘰疬，尿路感染等症。用量6～15克。

【现代研究】

1. 化学成分　本品含有木脂体类化合物：连翘甙，连翘甙元、右旋松脂酚、右旋松脂醇葡萄糖甙；黄酮类化合物：芸香甙；苯乙烯类衍生物：连翘脂甙 A、C、D、E，

连翘棕木甙，毛柳甙；乙基环己醇类衍生物：棘木甙，连翘环己醇，异连翘环己醇等，尚含三萜类化合物：桦木酸、熊果酸、齐墩果酸等成分。

2. 药理作用　本品具有抗细菌、抗真菌、抗病毒作用，强心及升压和抑制毛细血管通透性作用，并具有抑制弹性蛋白酶活力作用和抗辐射损伤作用。

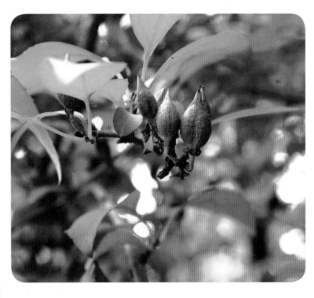

【应　　用】

1. 急性肾炎：连翘18克。水煎服。

2. 血小板减少性出血性紫癜，过敏性紫癜：连翘18克。水煎服。

3. 视网膜出血：连翘18克，水煎服。

4. 咽喉肿痛：连翘、玄参、板蓝根、生地黄各9克。水煎服。

§ 陆英

【基　　源】　本品为忍冬科植物陆英的全草及根。

【原 植 物】　别名：走马箭、走马风、八棱麻。灌木状草本。根状茎横走。圆柱形，多弯曲，黄白色，节膨大，上生须根。茎直立，多分枝，节部淡红色。叶大，对生，单数羽状复叶，小叶5～9片，有短的小叶柄，小叶片长椭圆状披针形，先端渐尖，基部偏斜阔楔形，边缘有细锯齿。聚伞圆锥花序顶生；花冠5裂，白色。浆果卵形，熟时红色或橙黄色。花期6～7月。

【生境分布】　生于阴湿肥沃地或灌木杂草丛中。分布于除东北、西北外的各省区。

【采收加工】 全年可采,洗净切碎,晒干用或鲜用。

【性状鉴别】 本品具细纵棱,呈类圆柱形而粗壮,多分枝,直径约1厘米。表面灰色至灰黑色。幼枝复叶,小叶2-3对,互生或对生;小叶往纸质,易破碎,多皱缩,展平后呈狭卵形至卵状披针形,先端长渐尖,基部钝圆,两侧不等,边缘有细锯齿。鲜叶片揉之有臭气。气微,味微苦。

【炮　制】 切段,鲜用或晒干。

【性味功能】 味甘、淡、微苦,性平。根有散瘀消肿,祛风活络的功能。

【主治用法】 根用于跌打损伤,扭伤肿痛,骨折疼痛,风湿关节痛。茎、叶:有利尿消肿,活血止痛的功能。用于肾炎水肿,腰膝酸痛;外用跌打肿痛。

【现代研究】

1. 化学成分　本品含黄酮类、酚性成分、鞣质、糖类、绿原酸,尚含氰武类等成分。

2. 药理作用　本品具有镇痛、抗肝损伤作用,临床组方可活血散瘀、增加磷的吸收、促进骨痂骨化。

【应　用】

1. 跌打损伤:陆英根60克（鲜品加倍）,水煎服。另取鲜叶适量捣烂敷伤处。

2. 肾炎水肿:陆英全草30～60克。水煎服。

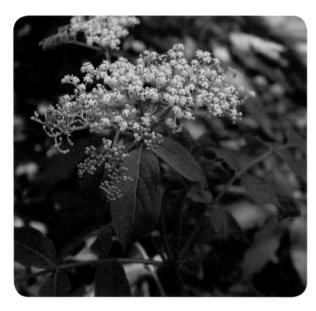

 白接骨

【基　源】 本品为爵床科植物白接骨的全草或根状茎。

【原植物】 别名:接骨草、玉接骨、金不换、白龙骨。多年生直立草本,根状茎肉质,白色。茎四棱形,节部膨大。叶对生,长卵形或长椭圆形,基部渐窄呈楔形下延至叶柄或近圆形,先端尖,光滑。穗状花序或基部有分枝,顶生;常偏于一侧;花萼5裂达基部,有腺毛;花冠淡紫红色,端部漏斗状,5裂;蒴果长椭圆形,熟时2瓣裂,种子4粒,花期7～8月。

【生境分布】 生于山谷阴湿处。分布于江苏、浙江、江西、河南、湖北、湖南、广西等省区。

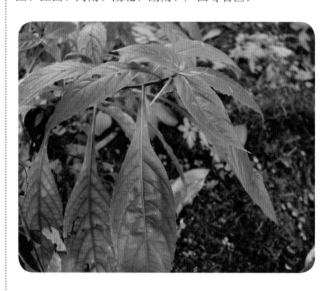

【采收加工】 夏秋采收,鲜用或晒干。

【性状鉴别】 本品茎略呈四方形,有分枝,全体光滑无毛。叶对生,皱缩,完整叶片卵形至椭圆状短圆形或披针形,长5-15厘米,宽2.5-4厘米,先端渐尖至尾状渐尖,基部楔形或近圆形,常下延至叶柄;叶缘微波状至具微齿。

【炮　制】 晒干或鲜用。

【性味功能】 味淡,性凉。有清热解毒,散瘀止血,利尿的功能。

【主治用法】 用于肺结核,咽喉肿痛,糖尿病,腹水;外用于外伤出血,扭伤,疖肿。用量30～60克。

【现代研究】

1. 化学成分　暂无。

2. 药理作用　本品具有抑菌作用。

【应　用】

1. 咽喉肿痛:白接骨、野玄参各30克,用木器捣烂绞汁漱口咽服。

2. 外伤出血：白接骨适量，研粉末，撒敷伤口。

3. 扭伤，疖肿：鲜白接骨全草，捣烂搽敷患处。

9 蓼蓝（蓼大青叶）

【基　源】　蓼大青叶为蓼科植物蓼蓝的叶。

【原植物】　别名：大青子、靛蓝叶。一年生草本，高 40～90 厘米。茎圆形，直立，有分枝；节明显。叶互生，柄长 0.5～1.5 厘米，托叶鞘膜质，圆筒状，有睫毛。叶椭圆形或卵形，先端钝，基部楔形或圆形，全缘。花序穗状，顶生或腋生，花密集，淡红色；苞片膜质有纤毛；花被片 5，卵圆形；雄蕊 6～8；柱头 3 裂。瘦果三棱形，褐色。花期 7～10 月。果期 8～11 月。

【生境分布】　生于田野水边。全国大部分地区有栽培。

【采收加工】　6～7 月或 9～10 月分两次采收叶，晒干，或割取茎上部，切段，晒干。

【性味功能】　味苦，性寒。有清热解毒，凉血清斑的功能。

【主治用法】　用于温邪入营，高热神昏，发斑发疹，黄疸，热痢，疟腮，喉痹，丹毒，痈肿。用量 9～15 克。外用鲜品适量，捣烂敷患处。

【应　用】

1. 乙脑，流脑：蓼大青叶 15 克，黄豆 50 克，水煎服。

2. 腮腺炎、感冒发热：蓼大青叶 15 克，海金砂根 15 克，水煎服。

3. 流行感冒：蓼大青叶 50 克，水煎服。

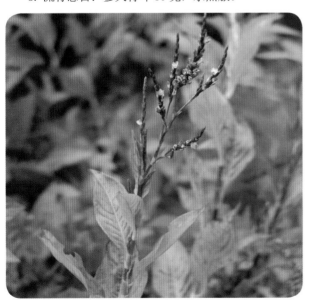

9 菘蓝

【基　源】　板蓝根为十字花科植物菘蓝的干燥根；其干燥叶为大青叶。

【原植物】　二年生草本。主根圆柱形。基生叶莲座丛状，全缘，蓝绿色；茎生叶长圆状披针形，叶耳锐形，抱茎。总状花序圆锥状，黄色。花瓣具细长爪。短角果，不开裂，长圆形。花、果期 4～6 月。

【生境分布】　多为栽培，分布于全国各地。

【采收加工】　板蓝根：秋季采挖，晒干。大青叶：夏、秋二季分 2～3 次采收，晒干。

【性状鉴别】　本品呈圆柱形，稍扭曲，长 10～20 厘米，直径 0.5～1 厘米。表面淡灰黄色或淡棕黄色，有纵皱纹、横长皮孔样突起及支根痕。根头略膨大，可见暗绿色或暗棕色轮状排列的叶柄残基和密集的疣状突起。体实，质略软，断面皮部黄白色，木部黄色。气微，味微甜后苦涩。

【炮　制】　除去杂质，洗净，润透，切厚片，干燥。

【性味功能】　味苦，性寒。有清热解毒，凉血利咽的功能。

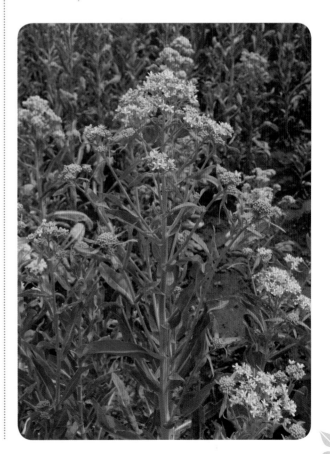

【主治用法】 用于温病热盛烦渴，急性肝炎，菌痢，急性胃肠炎，肺炎，痈疽肿毒，发斑发疹，痄腮，喉痹等。用量9～15克。

【现代研究】

1. 化学成分 本品根含靛蓝、靛玉红、蒽醌类、β-谷甾醇、γ-谷甾醇以及多种氨基酸。

2. 药理作用 本品有抗菌、抗病毒和抗肿瘤作用解毒作用。

【应 用】

1. 乙型脑炎：板兰根、生地、生石膏、大青叶、金银花、连翘、玄参、黄芩、干地龙。水煎服。

2. 流行性腮腺炎：板兰根12克，黄芩、连翘、柴胡、牛蒡子、玄参各9克，黄连、桔梗、陈皮、僵蚕各6克，升麻、甘草各3克，马勃、薄荷各4.5克。水煎服。

3. 急性传染性肝炎：板兰根、茵陈各50克，栀子9克。水煎服。

4. 病毒性脊髓炎：板兰根60克。水煎服。

板蓝

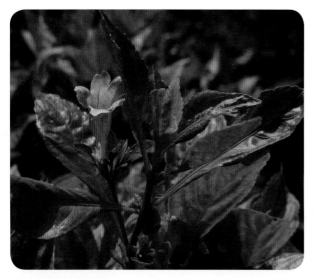

【基 源】 板蓝根为爵床科植物板蓝的根茎及根；大青叶为其干燥叶。

【原植物】 别名：马蓝。多年生草本。叶对生，卵状长圆形，先端渐尖，基部稍狭，边缘有粗齿，幼叶脉上有柔毛。穗状花序；花萼5裂；花冠筒状漏斗形，淡紫色，近中部弯曲，先端5裂，蒴果棒状，稍有4棱。种子4扁平，卵形，褐色。花期9～11月。果期11～12月。

【生境分布】 生于林下阴湿地。分布于浙江、江苏、福建、广东、广西、湖南、湖北、云南、四川等省区。

【采收加工】 初冬挖根茎和根，晒干。秋节采叶，晒干。

【性状鉴别】 本品呈圆柱形，稍扭曲，长10～20厘米，直径0.5～1厘米。表面淡灰黄色或淡棕黄色，有纵皱及横生皮孔，并有支根或支根痕；根头略膨大，可见轮状排列的暗绿色或暗棕色叶柄残基、叶柄痕及密集的疣状突起。体实，质略软，折断面略平坦，皮部黄白色，约占半经的1/2～3/4，木部黄色。气微，味微甜后苦涩。

【炮 制】 除去杂质、芦头，抢水洗净，润软，切成厚2～3毫米顶头片，干燥。

【性味功能】 味苦，性寒。有清热凉血，解热毒的功能。

【主治用法】 用于流行性乙型脑炎，流行性感冒，流行性腮腺炎，咽喉肿痛，肺炎，急性传染性肝炎，温病发热，发斑，丹毒，蛇咬伤等症。用量9～30克，煎服。

【现代研究】

1. 化学成分 本品含有靛蓝，靛玉红，蒽醌类、β-谷甾醇，γ-谷甾醇以及多种氨基酸：精氨酸，谷氨酸，酪氨酸，脯氨酸，缬氨酸，γ-氨基丁酸。还含黑芥子甙，靛甙，β-色胺酮，腺甙，棕榈酸，蔗糖和含有12%氨基酸的蛋白多糖等物质。

2. 药理作用 本品具有抗菌抗病毒作用、抗钩端螺旋体作用、抗肿瘤作用和解毒作用，并能提高免疫功能，对白血病也有一定的治疗作用。

【应 用】

1. 乙型脑炎：板蓝根、生地、生石膏各30克，大青叶、银花、连翘、玄参各15克，黄芩12克。水煎服。

2. 急性传染性肝炎：板蓝根、茵陈各50克，栀子9克，水煎服。

木蓝（青黛）

【基 源】 青黛为豆科植物木蓝的叶或茎叶的加工品。

【原植物】 灌木。茎直立，幼枝有棱，有白色短毛。单数羽状复叶，互生；小叶7～15，对生；小叶倒卵状椭圆形，先端钝圆，有小尖头，基部楔形，全缘，两面有丁字毛；叶干时带蓝黑色。总状花序，腋生；花萼较小，斜形，有毛，上部5齿裂；花冠蝶形，红黄色，旗瓣宽倒卵形，背面有毛，翼瓣卵圆形，龙骨瓣匙形，爪上有距。荚果条状圆柱形，稍弯曲，棕黑色，无毛。花期5～6月，果期7～8月。

【生境分布】 生于山坡草丛或灌丛中。分布于福建、台湾、广东、海南、广西、湖北、四川、云南等省区。

【采收加工】 夏、秋茎叶，入缸内，用清水浸2～3昼夜，至叶烂脱枝时，捞去枝条，每5公斤叶加入石灰0.5公斤，充分搅拌，至浸液成紫红色时，捞出液面泡沫，晒干。

【性状鉴别】 本品为深蓝色的粉末，体轻，易飞扬；或呈不规则多孔性的团块，用手搓捻即成细末。微有草腥气，味淡。

【性味功能】 味咸，性寒。有清热解毒，凉血消斑的功能。

【主治用法】 用于肺热咳嗽，咽疮喉肿，流行性腮腺炎，病毒性肝炎，高热惊痫，热毒发斑，衄血，吐血，咯血，疮肿，丹毒等。用量1.5～3克。外用适量，干撒或调敷。

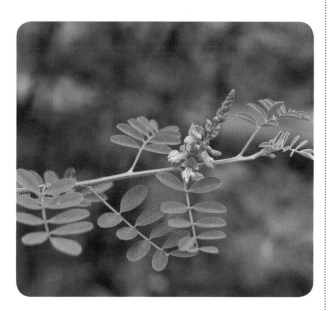

【现代研究】

1. 化学成分 本品全草含靛甙、鱼藤素、鱼藤酮等。叶子含有香豆精成分和黄酮类成分。种子含多糖、半乳糖、甘露聚糖。茎、果中含黄酮类化合物如芹菜素、山奈酚、木犀草素、和槲皮素等。

2. 药理作用 暂无。

【应 用】

1. 乙型脑炎：青黛50克，水煎服。

2. 腮腺炎：青黛50克，水煎服。并加醋捣烂绞汁，涂敷患处。

6 甘蓝

【基 源】 本品为十字花科植物甘蓝的叶。

【原植物】 别名：圆白菜、莲花白、包菜。二年生直立草本，矮而粗壮。茎无分枝。叶多数，纸质，带粉霜，层层包裹达球状体，矩圆倒卵形至圆形，基部骤窄成极短有宽翅的叶柄，边缘略呈皱波状；上部叶有明显锯齿，基部近抱茎；最上部叶线形。花淡黄色。长角果圆柱形，先端有短喙；果梗直立开展；种子球形，褐色。花期5～6月。

【生境分布】 全国各地广泛栽培。

【采收加工】 鲜用随用随采。

【性状鉴别】 本品茎肉质且短，扁平圆形或圆锥形，直径10～40厘米，被层层叶片包被。叶片自外层向内渐小，鲜时圆形、倒卵形或阔肾形，主脉较宽；外层叶片绿色或蓝绿色，内层叶片乳白色，全绿或边缘具浅钝齿，质厚；干燥叶片淡黄棕色，质薄。气微，味淡。

【炮 制】 净制：取去根甘蓝，除掉不洁的外叶，洗净用。

【性味功能】 味甘，性平。有清热，止痛的功能。

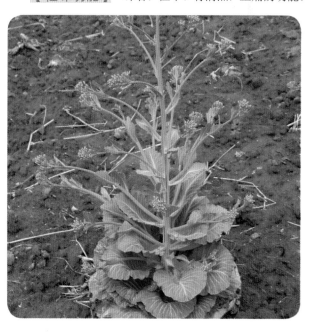

【主治用法】 用于胃及十二指肠溃疡，疼痛。

【现代研究】

1. 化学成分　本品含有葡萄糖芸苔素、黄酮甙、花白甙、绿原酸、异硫氰酸烯丙酯、含硫的抗甲状腺物质、多量维生素U样物质，维生素B、C，胡萝卜素、钙、磷、铁等成分。

2. 药理作用　本品具有抗癌、保肝、抗胃部溃疡等作用。

【应用】

1. 胃及十二指肠溃疡：鲜圆白菜叶捣烂取汁，略加温，饭前饮服。

2. 上腹胀气疼痛：甘蓝250克，加盐煮。

3. 酒精中毒：甘蓝榨汁，饮服。

§ 红蓼（水红花子）

【基源】　水红花子为蓼科植物红蓼的干燥成熟果实。

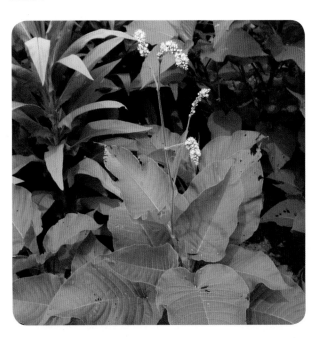

【原植物】　别名：蓼子实。一年生草本。单叶互生，宽椭圆形或卵形，先端长尖，基部近圆形或心形，全缘或浅波状。总状花序顶生或腋生，单一或数个花序集成圆锥状，花淡红色或白色。瘦果近圆形，扁平，黑棕色，有光泽。花期7～8月。果期8～10月。

【生境分布】　生于田间、村边或水边。多栽培。分布于全国各地。

【采收加工】　10～11月间果实，揉搓宿存的苞片，晒干。

【性状鉴别】　本品种子呈扁圆形，直径2～3.5毫米，厚1～1.5毫米。表面棕黑色，有的红棕色，有光泽，两面微凹，中部略有纵向隆起。顶端有突起的柱基，基部有浅棕色略突起的果梗痕，有的有膜质花被残留。质硬。气微，味淡。

【炮制】　取原药材，去除杂质及灰屑。炒制：取净水红花子置锅内，用文火加热，炒至爆裂，有香气逸出为度，取出，放凉。

【性味功能】　味咸，性微寒。有散血消肿，化痞散结，清热止痛，健脾利湿的功能。

【主治用法】　用于痞癥块，肝脾肿大，食积不消，胃脘胀痛，颈淋巴结核。用量15～30克。

【现代研究】

1. 化学成分　本品地上部分含槲皮甙和3，3'，5，6，7，8-六甲氧基-4'，5'-亚甲二氧基黄酮以及洋地黄黄酮等。叶含荭草素，荭草甙A、B及牡荆素等。

2. 药理作用　本品有抗肿瘤、抑菌和利尿等作用。

【应用】

1. 痞块腹胀：水红花子30克。水煎服。

2. 慢性肝炎，肝硬化腹水：水红花子15克，大腹皮12克，黑丑9克。水煎服。

3. 风湿疼痛：水红花子30克。水煎服。

4. 瘰疬：水红花子6克，一半微炒，一半生用，同研末，酒调服。

附注：荭草为其地上部分。味辛，性温；有小毒。有祛风利湿，活血止痛的功能。用于风湿性关节炎，用量15～30克。

§ 圆穗蓼

【基源】　本品为蓼科植物圆穗蓼的根茎。

【原植物】　别名：大叶蓼。茎直立，不分枝，茎2～3自根状茎发出。根状茎肥厚，扁圆形或呈蝉状，有时尾部呈蝎子尾状，黑褐色。基生叶有长柄；叶矩圆形或披针形，边缘微向下反卷；茎生叶基部近圆形，不沿叶柄下延成翅状。花序穗状，顶生，花序花排列紧密，白色或淡红色，中下部无珠芽。

【生境分布】　生于山坡、草丛或林间阴湿处。分布于云南、贵州、四川、青海、甘肃、陕西、西藏等省自治区。

【采收加工】 春、秋季采挖，晒干，除去须根。

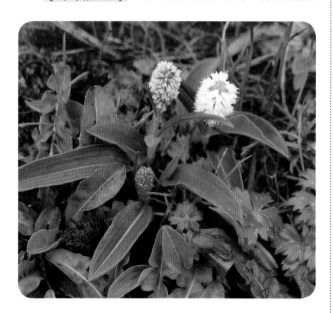

【性味功能】 味苦、涩，性微寒。有清热、解毒、消肿、止血的功能。

【主治用法】 用于肠炎，痢疾，肝炎，外用于口腔糜烂，咽喉溃疡，痔疮出血，毒蛇咬伤。用量4.5～9克。外用适量，煎汤敷患处。

【应 用】

1. 细痢，肠炎：圆穗蓼制成片剂，口服。

2. 口腔糜烂，咽喉溃痛：圆穗蓼，煎汤含漱。

3. 毒蛇咬伤，疮疖肿痛，外伤出血：鲜圆穗蓼，捣烂外敷或干品研末，调敷患处。

⑤ 珠芽蓼

【基 源】 本品为蓼科植物珠芽蓼的根茎。

【原 植 物】 多年生草本，茎单一，直立。根茎团块状或扁圆形，有时尾部细尖弯曲呈蝎尾状，棕黑色。基生叶有长柄；叶狭长或披针形，革质，边缘微向下反卷。花序穗状，较细，中下部苞片苞腋有珠芽。

【生境分布】 生于山坡、草丛或林间阴湿处。分布于吉林、内蒙古、新疆、陕西、甘肃、青海、四川、西藏等省自治区。

【采收加工】 春、秋季采挖，晒干，除去须根。

【性状鉴别】 本品根茎呈扁圆柱形而弯曲，常对

折卷起呈弯虾形，表面棕褐色，粗糙，一面较隆起，一面具凹槽或稍平，有层状的粗环纹及未除净的须根，或残留的白色根痕，有的先端具棕褐色纤维状的叶鞘残基。质坚硬，折断面平坦，粉紫红色，可见白色小点（维管束）断续排列成环。气微弱，味苦涩。

【性味功能】 味苦、涩，性微寒。有清热，解毒，消肿，止血的功能。

【主治用法】 用于肠炎，痢疾，肝炎，外用于口腔糜烂，咽喉溃疡，痔疮出血，毒蛇咬伤。用量4.5～9克。外用适量，煎汤敷患处。

【现代研究】

1. 化学成分 本品根茎经预试，有蒽醌、鞣质、多糖、黄酮甙、香豆精、有机酸、脂肪酸的反应。

2. 药理作用 本品有抗氧化、抗菌、抗癌和止泻等作用。

【应 用】

1. 细痢，肠炎：珠芽蓼9克，压片，口服。

2. 口腔糜烂，咽喉溃痛：珠芽蓼，煎汤含漱。

3. 毒蛇咬伤，疮疖肿痛，外伤出血：鲜珠芽蓼，捣烂外敷或干品研末，调敷患处。

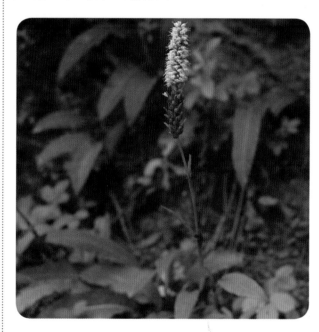

⑤ 水蓼

【基 源】 本品为蓼科植物水蓼的全草。

【原 植 物】 1年生草本，高20～60厘米。茎直立或斜升，不分枝或基部分枝，无毛，基部节上有不定

根。单叶互生；有短叶柄；托叶鞘筒形，长约 1 厘米，褐色，膜质，疏生短伏毛，先端截形，有短睫毛；叶片披针形，长 4～8 厘米，宽 0.8～2 厘米，先端渐尖，基部楔形，两面有黑色腺点，叶缘具缘毛。总状花序穗状，顶生或腋生，细长，上部弯曲，下垂，长 4～10 厘米，苞片漏斗状，有褐色腺点，先端具短睫毛或近无毛；花被 4～5 深裂，裂片淡绿色或淡红色，密被褐色腺点；雄蕊 6，稀 8，比花被短；花柱 2～3，基部合生，柱头头状。瘦果卵形，侧扁，暗褐色，具粗点。花、果期 6～10 月。

【生境分布】　生长于水边、路旁湿地。我国大部分地区均有分布。分布于广东、广西、四川等地。

【采收加工】　秋季开花时采收，晒干。

【性状鉴别】　干燥全草，茎红褐色至红紫色，有浅纵皱，节部膨大；质坚而脆，断面稍呈纤维性，皮部菲薄，浅砖红色，本部白色，中空。叶片干枯，灰绿或黄棕色，多皱缩破碎；托叶鞘状，棕黄色，常破裂。有时带花序，花多数脱落，花蕾米粒状。味辛辣。

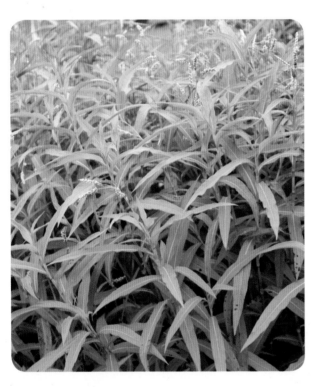

【性味功能】　味辛，性平。有化湿行滞，祛风消肿的功能。

【主治用法】　用于痧秽腹痛，吐泻转筋，泄泻，痢疾，风湿，脚气，痈肿，疥癣，跌打损伤。15～30 克，鲜品 30～60 克，煎服或捣汁。外用：煎水浸洗或捣敷。

【应　　用】

1. 脚气肿痛成疮：水蓼汁搽洗。

2. 小儿疳积：水蓼全草 25～30 克，麦芽 20 克，水煎，早晚饭前 2 次分服，连服数日。

3. 水泻：水蓼 50 克，水煎，每日 3 次。

9　火炭母

【基　　源】　本品为蓼科植物火炭母的干燥全草。

【原 植 物】　多年生蔓性草本。茎伏地节处生根，嫩枝紫红色。单叶互生，矩圆状卵形或卵状三角形，先端尖，基部截形、浑圆或近心形，枝上部叶心形，常有紫黑色"V"形斑块，托叶鞘膜质，小花白色或淡红色生于枝顶，头状花序再组成圆锥状或伞房状，花被 5 深裂，裂片在果时稍增大。瘦果卵形，具三棱，黑色，光亮。花期 8～10 月。

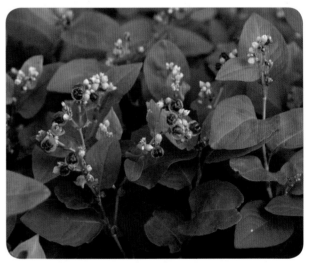

【生境分布】　生于向阳草坡、林边、路旁。分布于江西、福建、湖北、湖南、广西、广东、四川及贵州等省区。

【采收加工】　四季可采，洗净，晒干或鲜用。

【性状鉴别】　本品呈藤茎状伸延。茎呈扁圆柱形，棕色至紫棕色，略具纵沟，嫩枝紫红色，节处有不定根，节间较长，节部膨大，紫色；质脆。叶互生，多皱缩或破碎，完整叶展平后呈卵状长椭圆形或卵形；顶端渐尖，基部截形、矩圆形或近心形，全缘或具细圆齿。两面近无毛，桔黄色或黄绿色，主脉两面隐约可见，有紫黑色或灰白色"V"形斑块纹；具柄。托叶膜质鞘状，抱茎，浅黄棕色。气微，味酸、微涩。

【炮　　制】　除去杂质，整理洁净，切成长段，干燥。

【性味功能】　味酸甘，性凉。有清热解毒，利湿消滞，凉血止痒，明目退翳的功能。

【主治用法】　用于痢疾，肠炎，消化不良，肝炎，感冒，扁桃体炎，咽喉炎，白喉，角膜云翳，阴道炎，乳腺炎，疖肿，小儿脓疱疮，湿疹，毒蛇咬伤。用量15 ～ 30 克；水煎服。

【现代研究】

1. 化学成分　本品全草含蒽醌、黄酮苷。根和根茎含谷氨酸、天冬氨酸、胱氨酸等多种氨基酸。叶中含 β - 谷甾醇、山奈酚、槲皮素、鞣花酸等。

2. 药理作用　本品对金黄色葡萄球菌、伤寒杆菌、痢疾杆菌及大肠杆菌均有抑制作用。煎剂对离体大鼠子宫有抑制作用。水 - 醇提取物对离体豚鼠和家兔回肠有收缩作用。

【应　　用】

1. 赤白痢：火炭母、海金沙各 15 克，水煎服。

2. 肠炎，消化不良：火炭母、小凤尾、布渣叶各 18 克，水煎服。

3. 痈肿、湿疹：火炭母鲜叶 150 克，水煎服；另取鲜全草捣烂，敷患处。

ｇ 三白草

【基　　源】　本品为三白草科植物三白草的全草或根茎。

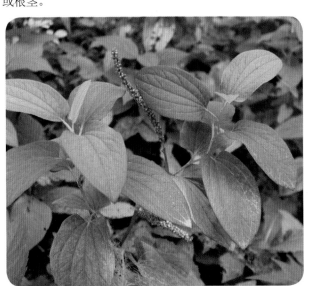

【原植物】　别名：过塘藕、白水鸡、三点白。多年生草本。茎直立，有棱脊，或下部伏地，节上常生不定根。叶互生，纸质，卵形或卵状披针形，先端渐尖，基部心形，与托叶合生鞘状抱茎，全缘。总状花序 1 ～ 2 枝顶生，与叶对生；花序下 2 ～ 3 片叶乳白色，花序轴和花梗有短柔毛；花小，两性，无花被。蒴果，果实分裂为 4 分果，分果片近球形，有多疣状突起。花期 4 ～ 8 月。果期 8 ～ 9 月。

【生境分布】　生于沟旁及沼泽等湿处。分布于河北、山西、陕西及长江流域以南各地区。

【采收加工】　四季均可采收全草；根茎秋季采挖，洗净，晒干或鲜用。

【性状鉴别】　本品茎圆柱形；断面黄色，纤维性，中空。叶多皱缩互生，展平后叶片卵形或卵形披针状；先端尖，基部心形，全缘，基出脉 5 条；叶柄较长，有纵皱纹。有时可见总状花序或果序，棕褐色。蒴果近球形。气微，味淡。以叶多、灰绿色或棕绿色者为佳。

【性味功能】　味甘、辛，性寒。有清热解毒，利尿消肿的功能。

【主治用法】　用于尿道感染，尿路结石，肾炎水肿，黄疸，脚气，支气管炎。外用于疔疮痈肿，皮肤湿疹。用量 15 ～ 30 克。

【现代研究】

1. 化学成分　本品叶含槲皮素、槲皮苷、异槲皮苷、金丝桃苷及芸香苷。茎、叶均含可水解鞣质。全草含水量挥发油，其主成分为甲基壬基甲酮。

2. 药理作用　本品煎剂对金黄色葡萄球菌、伤寒杆菌有抑制作用。叶中所含金丝桃苷具明显的抗炎作用。

【应　　用】

1. 腹肌脓肿：鲜三白草根 90 克。水煎服，药渣捣烂外敷。

2. 尿道感染，尿路结石，肾炎水肿，黄疸，脚气水肿：三白草 30 克。水煎服。

3. 疔疮痈肿，皮肤湿疹：鲜三白草。捣烂敷患处。

4. 肝癌：三白草根、大蓟根各 90 克，分别煎，去渣后加白糖适量，上午服三白草根，下午服大蓟根。

ｇ 虎杖

【基　　源】　本品为蓼科植物虎杖的干燥根茎

255

和根。

【原植物】 多年生草本或亚灌木。根粗壮，常横生，黄色。茎有紫红色斑点。叶卵形、卵状椭圆形或近圆形，全缘。叶柄紫红色。花单性，雌雄异株，圆锥花序腋生或顶生。花梗细长，近下部具关节，上部具翅。瘦果倒卵形，3棱，红棕色，具光泽，包于翅状宿存花被内。花期7～9月。果期8～10月。

【生境分布】 生于湿润山坡、溪谷、路旁、灌丛。分布于河北、河南及长江以南各省区。

【采收加工】 秋季地上部枯萎时采挖，除去须根、洗净、趁鲜切段晒干。

【性状鉴别】 本品多为圆柱形短段或不规则厚片，长1～7厘米，直径0.5～2.5厘米。外皮棕褐色，有纵皱纹及须根痕，切面皮部较薄，木部宽广，棕黄色，射线放射状，皮部与木部较易分离。根茎髓中有隔或呈空洞状。质坚硬。气微，味微苦、涩。

【炮制】 除去杂质，洗净，润透，切厚片，干燥。

【性味功能】 味微苦，性微凉。有活血止痛，清利湿热，止咳化痰的功能。

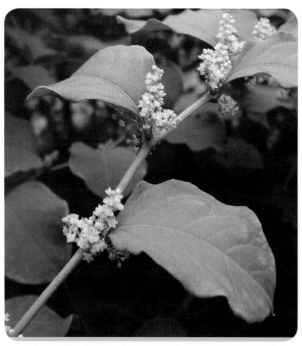

【主治用法】 用于关节疼痛，经闭，湿热黄疸，慢性气管炎，高脂血症。外用于烫火伤，跌扑损伤，痈肿疮毒。用量9～15克。孕妇慎服。

【现代研究】

1. 化学成分　虎杖根和根茎含游离蒽醌及蒽醌苷，如大黄素、大黄素甲醚、大黄酚等。还含白藜芦醇、白藜芦醇苷、原儿茶酸以及糖类、氨基酸和鞣质等。

2. 药理作用　虎杖煎剂有抗菌作用。虎杖粗品及白藜芦醇苷有镇咳作用，煎剂有平喘作用；白藜芦醇苷对脂质过氧化有很强的抑制作用，减轻肝损伤，保护肝脏。

【应用】

1. 风湿腰腿痛，四肢麻木：虎杖、川牛膝、五加皮。水煎服。

2. 黄疸肝炎：鲜虎杖、水杨梅、薏米各30克。水煎服。

3. 胆囊结石：虎杖30克。水煎服。

4. 阑尾炎：鲜虎杖100克，水煎服。

6　萹蓄

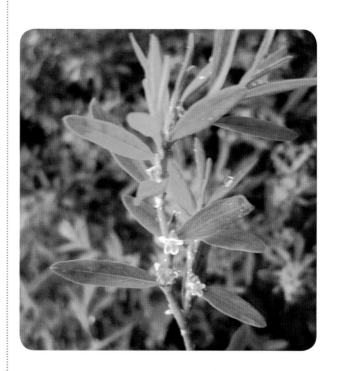

【基源】 本品为蓼科植物萹蓄的干燥地上的部分。

【原植物】 一年生草本。茎本卧或直立。叶窄椭圆形、长圆状倒卵形，先端钝尖，基部楔形，全缘，两面白色透明，具脉纹，无毛。花生于叶腋，1～5朵簇生。花被5裂，裂片具窄的白色或粉红色边缘。瘦果三棱状卵形，具明显浅纹，果稍伸出宿存花被。花期5～7期，果期8～10月。

【生境分布】 生于田野，路旁，湿地。分布于全国大部分地区。

【采收加工】 夏季叶茂盛时采收，除去根及杂质，晒干。

【性状鉴别】 本品茎圆柱形而略扁，有分枝，长10～40厘米，直径1～3毫米。表面灰绿色或棕红色，有细密微突起的纵纹；节部稍膨大，有浅棕色膜质的托叶鞘，节间长短不一；质硬，易折断，断面髓部白色。叶互生，叶片多脱落或皱缩破碎，完整者展平后呈长椭圆形或披针形，灰绿色或棕绿色。有时可见具宿存花被的小瘦果，黑褐色，卵状三棱形。气微．味微苦。

【炮 制】 净杂质及根，洗净，润软，切段晒干。

【性味功能】 味苦，性平。有清热利尿，解毒杀虫，止痒的功能。

【主治用法】 用于膀胱热淋，小便短赤，淋沥涩痛，皮肤湿疹，阴痒带下，肾炎，黄疸。用量9～15克。孕妇禁服。

【现代研究】

1. 化学成分 本品含有黄酮类成分：槲皮素，萹蓄甙，槲皮甙，牡荆素，异牡荆素等；还含香豆精类成分：伞形花内酯，东莨菪素；又含酸性成分：阿魏酸芥子酸，香草酸；以及蛋氨酸，脯氨酸，丝氨酸，苏氨酸，还含葡萄糖，果糖，蔗糖，水溶性多糖等。

2. 药理作用 本品具有利尿作用、抑菌作用，还有驱蛔虫及缓下的作用。

【应 用】

1. 尿道炎，尿道结石，输尿管结石：萹蓄、瞿麦、车前子、山栀子各90克，木通、甘草梢各6克，滑石12克，灯芯草、大黄各3克。水煎服。

2. 乳糜尿：萹蓄18克，木通9克，石苇、海金沙、小蓟各15克，川草薢、茅根各30克，六一散24克。水煎服

3. 蛲虫病：萹蓄30克。水煎服。

4. 妇女外阴部瘙痒：萹蓄适量，煎水外洗患处。

🔲 蒺藜

【基 源】 本品为蒺藜科植物蒺藜的干燥成熟果实。

【原植物】 别名：刺蒺藜、硬蒺藜。一年生草本。茎平卧，被长柔毛或长硬毛，枝长20～60厘米，偶数羽状复叶，小叶对生，矩圆形或斜短圆形，先端锐尖或钝，基部稍偏斜，被柔毛，花腋生花黄色；萼片5，宿存；花瓣5，基部有鳞片状腺体，子房5棱，柱头5裂，每室3～4胚珠。果有分果瓣5，无毛或被毛，中部边缘及下部各有锐刺2枚。

【生境分布】 生于沙地、荒地、山坡等。全国各地均有分布。

【采收加工】 秋季果实成熟时采割植株，晒干，打下果实。

【性状鉴别】 本品多由5分果瓣组成，放射状排列呈五棱状球形，直径7～12毫米。商品常裂为单一的分果瓣，斧状三角形，长3～6毫米，淡黄绿色，背面隆起，有纵棱及多数小刺，并有对称的长刺和短刺各1对，成八字形分开，两侧面粗糙，有网纹，灰白色；果皮坚硬，木质，内含种子3～4粒。种子卵圆形，稍扁，有油性。气微，味苦。

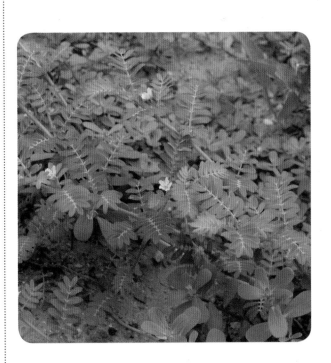

【炮 制】

蒺藜：漂去泥沙，除净残留的硬刺。

盐蒺藜：取去刺的蒺藜，用盐水拌匀，闷透，置锅内用文火炒至微黄色，取出，晒干。

【性味功能】 味苦、辛，性温。有平肝解郁，活血祛风，明目，止痒的功能。

【主治用法】 用于头痛眩晕,胸胁胀痛,乳汁不下,目赤翳障,皮肤瘙痒,经闭。用量6～9克。孕妇慎用。

【现代研究】

1. 化学成分 本品含刺蒺藜甙,山柰酚,山柰酚-3-葡萄糖甙,槲皮素,维生素C,还含薯蓣皂甙元,棕榈酸,硬脂酸及亚麻酸等成分。

2. 药理作用 本品具有利尿作用、抗动脉硬化和抗血小板凝聚作用、强壮与延缓衰老作用、抗心脏缺血作用、性强壮作用、抗乙酰胆碱收缩的作用和降压作用。

【应　用】

1. 老年慢性气管炎:蒺藜,制糖浆服。

2. 风疹瘙痒:蒺藜、防风、蝉蜕各9克,白鲜皮、地肤子各12克。水煎服。

3. 急性结膜炎:蒺藜12克,菊花6克,青葙子、木贼、决明子各9克。水煎服。

4. 高血压,目赤多泪:蒺藜15克,菊花12克,决明子30克,甘草6克。水煎服。

谷精草

【基　源】 本品为谷精草科植物谷精草带花茎的头状花序。

【原植物】 别名:文星草、移星草、谷精珠。一年生小草本。叶基部簇生,长披针状线形,无毛。花茎多数,鞘筒状。头状花序近半球形,草黄色;苞片膜质,背面的上部及边缘密生白色短毛。雄花生于花托中央,外轮花被片合生成佛焰苞状,3浅裂,内轮花被片合生成筒状;雌花生于花序周围,几无花梗,外轮花被片合生成椭圆形佛焰苞状,先端3小裂,蒴果3裂。花期6～8月,果期8～11月。

【生境分布】 生于湖沼地、溪沟、田边潮湿处。分布于我国南方大部分省区。

【采收加工】 秋季开花时采收,将花序连同花茎拔出,洗净晒干,扎成小把。

【性状鉴别】 本品为带有花茎的头状花序,多扎成小把。全体呈淡棕色。花茎纤细,长14～24厘米,直径不及1毫米,表面淡黄绿色,有4～5条扭曲棱线,质柔软,不易折断。头状花序半球形,直径4～5毫米;底部有黄白色总苞,总苞片膜质,倒卵形,紧密排列成盘状。小花数十朵,灰白色,排列甚密,表面附有白粉。用手搓碎花序,可见多数黑色花药及细小灰绿色未成熟的果实。气微,味淡。以珠(花序)大而紧、色灰白、花茎短、色黄绿者为佳。

【性味功能】 味辛、甘,性凉。有散风,明目,退翳功用。

【炮　制】 原药拣去杂草及叶鞘,干切成1厘米的段片晒干,筛去灰屑。除去杂质,切段。

【主治用法】 用于风热目赤,急性结膜炎,角膜云翳,眼干燥症、夜盲症等。用量4.5～9克。

【现代研究】

1. 化学成分 本品含谷精草素。

2. 药理作用 本品水浸剂体外试验对某些皮肤真菌有抑制作用。其煎剂对绿脓杆菌、肺炎双球菌、大肠杆菌有抑制作用。

【应　用】

1. 风热头痛,目肿刺痛:谷精草、生地黄、赤芍各9克,红花4.5克,龙胆草3克。水煎服。

2. 夜盲症,角膜云翳:谷精草30克,羊肝1个。同煮,食肝喝汤。

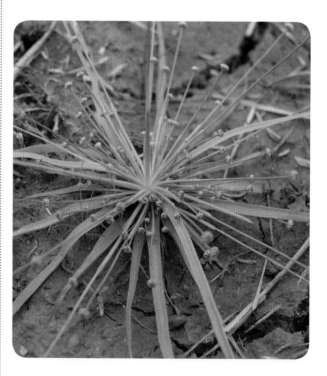

海金沙

【基　源】 本品为海金沙科植物海金沙的干燥成熟孢子。

【原植物】 多年生草本。茎细弱。1～2回羽状复叶，纸质，被柔毛；能育羽片卵状三角形，小叶卵状披针形，边缘有锯齿。不育羽片尖三角形，小叶阔线形或基部分裂成不规则的小片。孢子囊生于能育羽片背面，在二回小叶的齿及裂片顶端成穗状排列，孢子囊盖鳞片状，卵形，孢子囊卵形。孢子成熟期 8～9 月。

【生境分布】 生于山坡草丛中，攀援他物生长。分布于长江以南各地及陕西、甘肃南部。

【采收加工】 8～9 月孢子成熟时，割取植株，置筐内，于避风处暴晒，干时叶背之孢子脱落，再用细筛筛去残叶，晒干。

【性状鉴别】 本品干燥成熟的孢子，呈粉末状，棕黄色或淡棕色，质极轻，手捻之有光滑感。置手掌中即由指缝滑落；撒在水中则浮于水面，加热后逐渐下沉；易着火燃烧而发爆鸣及闪光，不留灰渣，以干燥、黄棕色、质轻光滑、能浮于水、无泥沙杂质、引燃时爆响者为佳。

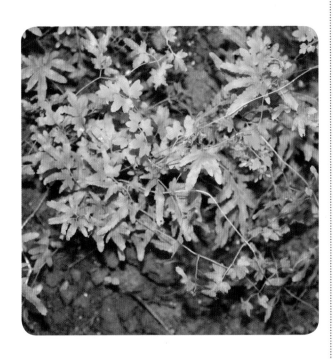

【炮 制】 净制簸净杂质。

【性味功能】 味甘、淡，性寒。有清利湿热，通淋止痛的功能。

【主治用法】 用于热淋，砂淋，石淋，血淋，尿道涩痛。用量 6～15 克。

【现代研究】

1. 化学成分　本品含脂肪油。另含一种水溶性成分海金沙素。

2. 药理作用　本品主要为保肝利胆作用。

【应 用】

1. 膀胱湿热，小便短赤：海金沙 15 克。水煎服。

2. 砂淋、血淋，尿道涩痛：海金沙、滑石、甘草、麦冬各 9 克。水煎服。

3. 泌尿系结石：海金沙 15 克，冬葵子、王不留行、牛膝、泽泻、陈皮、石韦各 9 克，枳壳 6 克，车前子 12 克。水煎服。

6 展毛地椒

【基 源】 地椒为唇形科植物展毛地椒的干部地上部分。

【原植物】 落叶亚灌木。花序以下密被向下弯曲的疏柔毛，叶长圆状椭圆形或长圆状披针形，先端钝或锐尖，基部渐狭成短柄，全缘，边外缘卷，叶近革质，密生腺点。花序近头状；花萼管状钟形；花冠紫红色或粉红色，冠筒比花萼短。花期 8 月，果期 9～10 月。

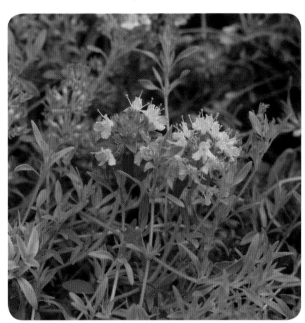

【生境分布】 生于山坡石砾地或草地、沙滩。分布于东北、华北及陕西、甘肃等地。

【采收加工】 6～7 月枝叶茂盛时采收地上部分，阴干或鲜用。

【性状鉴别】 本品方柱形，多分枝，长 5～18 厘米，直先约 1 毫米；表面紫褐色，幼茎被白色柔毛。节明显，匍匐茎节上具细根。叶多皱缩，展平后呈披针形，

259

长 0.9～1.2 厘米，宽 3～5 毫米，先端钝或稍锐尖，基部楔形，全缘，下面腺点明显。小花集成头状，紫色或淡紫色。小坚果近圆形或卵圆形，压扁状。气芳香，味辛。

【炮　　制】　洗净，鲜用或晒干。

【性味功能】　味辛，性微温。有祛风解表，行气止痛，止咳，降压的功能。

【主治用法】　用于感冒，咳嗽，头痛，牙痛，消化不良，急性肠胃炎，腹胀冷痛，高血压等。用量 9～15 克。

【现代研究】

1. 化学成分　本品含黄芩素葡糖贰、水犀草素 -7-葡萄糖贰、芹菜素等黄酮成分，挥发油，挥发油中含香荆芥酚、对 - 聚伞花素、γ - 松油烯、α - 松油醇、姜烯、龙脑等，尚含熊果酸、鞣质、树胶、树脂、脂肪油、百里香酚等成分。

2. 药理作用　本品具有消炎作用和止痛作用。

【应　　用】

1. 牙痛：地椒、川芎各等量，研末，抹于痛外。

2. 急性胃肠炎，消化不良：地椒 30 克，甘草 6 克。水煎服。

3. 高血压：鲜地椒 60 克，红糖 30 克。水煎服。

4. 感冒，咳嗽：地椒 3 克。水煎服。

5. 百日咳，喉头肿痛：地椒、三颗针、车前草 9 克。水煎服。

§ 百里香（地椒）

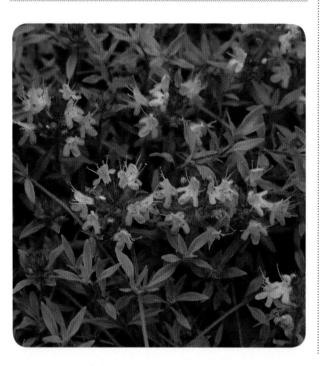

【基　　源】　地椒为唇形科植物百里香的干燥地上部分。

【原植物】　别名：地椒、麝香草、千里香。矮小半灌木状草本，有强烈芳香气味。匍匐茎平卧，上面密生多数平行直立茎；茎四棱形，当年枝紫色，密被绒毛。叶小，对生，有短柄；叶片近革质，椭圆披针形或卵状披针形，两面有透明油点。花密集枝端成圆头状花序，序下苞叶较宽短，多呈宽椭圆形或近菱形；花萼略唇形，倒卵状，其上下唇近等长；花冠紫红色。花期春季。

【生境分布】　生于向阳山坡或林区阳坡灌木丛中。分布于东北、华北和西北各省区。

采集加工夏季枝叶茂盛时采收，剪去根部后切段，鲜用或晒干。

【性状鉴别】　本品方柱形，多分枝，长 5～18 厘米，直先约 1 毫米；表面紫褐色，幼茎被白色柔毛。节明显，匍匐茎节上具细根。叶多皱缩，展平后呈卵圆形，长 0.3～1 厘米，宽 1.5～4 毫米，先端钝或稍锐尖，基部楔形，全缘，下面腺点明显。小花集成头状，紫色或淡紫色。小坚果近圆形或卵圆形，压扁状。气芳香，味辛。

【炮　　制】　洗净，鲜用或晒干。

【性味功能】　味辛，性微温。有祛风解表，行气止痛，止咳，降压的功能。

【主治用法】　用于感冒，咳嗽，头痛，牙痛，消化不良，急性胃肠炎，高血压病。用量 6～15 克。

【现代研究】

1. 化学成分　本品含有挥发油、其主要成分为百里香酚、香荆芥酚、芳樟醇和对 - 聚伞花素等多种化合物，尚含黄芩素、葡萄糖苷、木犀草素 -7- 葡萄糖苷、芹菜素等黄酮成分。

2. 药理作用　本品具有抗微生物、抗风湿、抗菌、抗痉挛、抗虫、镇咳、消炎、防腐等作用，并可以利心脏、利尿，升高血压。

【应　　用】
同展毛地椒。

§ 半边莲

【基　　源】　本品为桔梗科植物半边莲的全草。

【原植物】　别名：长虫草、细米草、小急解锁。多年生矮小匍匐草本，有乳汁。叶互生，狭小，披

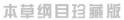

针形或线状披针形。小花腋生，花萼 5 裂，花冠筒状，淡红色或淡红紫色，5 裂片向一边开裂，中央 3 裂片较浅，两侧裂片深裂达基部。蒴果熟时三瓣开裂，有宿萼。花期 5 ～ 8 月。果期 8 ～ 10 月。

【生境分布】 生于水田边、沟边、湿草地。分布于中南及安徽、江苏、浙江、江西、福建、台湾、贵州、四川等地区。

【采收加工】 夏季采收，带根拔起，洗净，晒干或鲜用。

【性状鉴别】 本品常缠结成团。根茎直径 1 ～ 2 毫米，表面淡棕黄色，平滑或有细纵纹。根细小，黄色，侧生纤细须根。茎细长，有分枝，灰绿色，节明显，有的可见附生的细根。叶互生，无柄，叶片多皱缩，绿褐色，展平后叶片呈狭披针形，长 1 ～ 2.5 厘米，宽 0.2 ～ 0.5 厘米，边缘具疏而浅的齿。花梗细长，花小，单生于叶腋，花冠基部筒状，上部 5 裂，偏向一边，浅紫红色，花冠筒内有白色茸毛。气微特异，味微甘而辛。

【炮 制】 除去杂质，洗净，切段，晒干。

【性味功能】 味辛、甘，性微寒。有清热解毒，利尿消肿的功能。

【主治用法】 用于晚期血吸虫病腹水，肝硬化水肿，毒蛇咬伤，肾炎水肿等。用量 9 ～ 15 克，水煎服。外用适量，研末调敷或鲜品捣敷。孕妇或患严重胃肠病者慎用。

【现代研究】

1. 化学成分 本品含生物碱，主要为 L- 山梗菜碱，山梗菜酮，山梗菜醇碱，异山梗菜酮碱，即去甲山梗菜酮碱，黄酮甙，皂甙，多糖；又另含菊糖，对 - 羟基苯甲酸，延胡索酸和琥珀酸和半边莲果聚糖等成分。

2. 药理作用 本品具有利尿、呼吸兴奋、利胆、抗蛇毒、轻泻、抑菌、凝血、抗癌作用，并有镇痛、镇静和降低体温的作用，尚有扩张支气管作用，即有显着的呼吸兴奋作用。

【应 用】

1. 肝硬化腹水：半边莲 30 克，车前草、白马骨、大蓟根各 15 克。水煎服。

2. 水肿：半边莲 30 克。水煎服。

3. 眼镜蛇、青竹蛇、蝰蛇咬伤：半边莲 120 克，捣烂绞汁，热酒送服。或干品 30 克，水煎服。外用则以半边莲加盐捣烂成泥状，围敷伤口部。

4. 晚期血吸虫病腹水：半边莲 30 克～ 60 克。水煎服。

9 紫花地丁

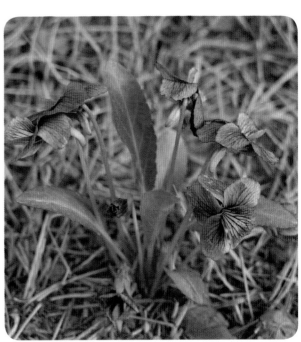

【基 源】 本品为堇菜科植物紫花地丁的干燥全草。

【原植物】 别名：辽堇菜、犁铧草。多年生草本。无地上茎，根茎粗短。叶舌形、长圆形或长圆状披针

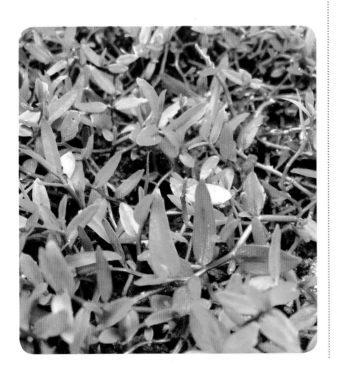

形，先端钝，基部截形或楔形，叶缘具圆齿；果期叶大，基部微心形。花瓣5，紫堇色或紫色；花距细管状。蒴果，长圆形，无毛。花4～5月，果期5～8月。

【生境分布】　生于路边、林缘、草地、荒地。分布于除西北外的各地。

【采收加工】　春、秋二季采挖全株，晒干。

【性状鉴别】　本品多皱缩成团。主根长圆锥形，淡黄棕色，有细纵皱纹。叶基生，灰绿色，展平后叶片呈披针形或卵状披针形；先端钝，基部截形或稍心形，边缘具钝锯齿，两面有毛；叶柄细，上部具明显狭翅。花茎纤细；花瓣5，紫堇色或淡棕色。蒴果椭圆形或3裂，种子多数，淡棕色。气微，味微苦而稍黏。

【性味功能】　味苦，性寒。有清热解毒，凉血消肿的功能。

【炮　　制】　除去杂质，洗净，切碎，干燥。

【主治用法】　用于疔疮肿毒，痈疽发背，黄疸，丹毒，瘰疬，痢疾，腹泻，喉痹，毒蛇咬伤。用量15～30克。

【现代研究】

1. 化学成分　全草含有软脂酸、对羟基苯甲酸、反式对羟基桂皮酸、琥珀酸、地丁酰胺以及多糖、棕榈酸等。

2. 药理作用　紫花地丁煎剂对金黄色葡萄球菌、肺炎杆菌、甲型链球菌、乙型链球菌等菌有不同程度的抑制作用；水煎剂对紫色毛癣菌亦有抑制作用。

【应　　用】

1. 疔疮肿毒：鲜紫花地丁。捣汁服。

2. 腮腺炎：鲜紫花地丁6克，鲜骨碎补30克，木香3克，白矾6克。捣烂敷患处。

3. 化脓性感染，淋巴结核：紫花地丁、蒲公英、半边莲各15克。水煎服，药渣敷患处。

4. 前列腺炎：紫花地丁、紫参、车前草各15克，海金砂50克。水煎服。

5. 黄疸内热：紫花地丁9克，研细末，调酒服。

§ 早开堇菜

【基　　源】　紫花地丁为堇菜科植物早开堇菜的干燥全草。

【原植物】　别名：早开地丁。多年生草本，无地上茎。根状茎垂直，短而粗壮。基生叶多数，花期呈长圆状卵形、卵状披针形或狭卵形，先端稍尖或钝，基部微

心形、截形或宽楔形，稍下延，边缘密生细圆齿，果期显著增大，三角状卵形，最宽处靠近中部，基部常心形；托叶苍白色或淡绿色，干后呈膜质，2/3与叶柄合生。花大，紫堇色或淡紫色，喉部色淡并有紫色条纹；上方花瓣，向上方反曲，下方花瓣末端钝圆且微向上弯。蒴果长椭圆形，顶端钝，有宿存花柱。花果期4月上旬至9月。

【生境分布】　生于路边、林缘、草地、荒地。分布于东北、华北及陕西、宁夏、甘肃、河南、山东、江苏、湖北等地区。

【采收加工】　春、秋二季采收，除去杂质，晒干。

【性味功能】　味辛、苦，性寒。有清热解毒，凉血消肿，除脓消炎的功能。

【主治用法】　用于疗疮肿毒，痈疽发背，黄疸，丹毒，毒蛇咬伤，尿路感染。用量15～30克。

【应　　用】

同紫花地丁。

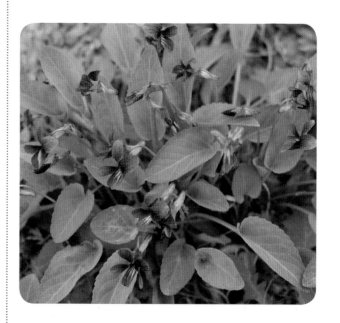

§ 鬼针草

【基　　源】　鬼针草为菊科植物鬼针草的全草。

【原植物】　别名：鬼针草、鬼叉草一年生草本。茎直立，四棱形，上部多分枝，稍带淡紫色。中、下部叶对生，2回羽状深裂，裂片披针形或卵状披针形，先端尖或渐尖，边缘有不规则的细尖齿或钝齿，两面稍有短毛，有长柄；上部叶互生，较小，羽状分裂。头状花序，有梗；总苞杯状，苞片线状椭圆形，先端尖或钝，有细短毛；花

托托片椭圆形,花杂性,边缘舌状花黄色,中央管状花黄色,两性,全育,裂片5。瘦果长线形;顶端冠毛芒状,3～4枚。花期8～9月。果期9～11月。

【生境分布】 生于山坡、草地或路旁。分布于全国各地。

【采收加工】 夏、秋间采收地上部分,切段,晒干。

【性状鉴别】 本品茎略呈方形或圆柱形,幼茎有稀疏短柔毛,尤以节处为多。叶纸质,黄绿色,易碎,多皱缩或破碎,常脱落,展平后,完整叶2回羽状深裂,裂片披针形,上面无毛,下面主脉有稀疏毛。茎顶常有扁平盘状花托,着生10余枚针束状、有四棱的果实,偶见黄色的头状花序。气微,味淡。

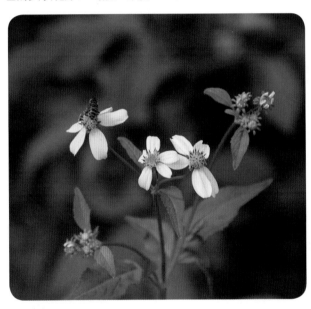

【炮 制】 去杂质,洗净,晒干。

【性味功能】 味苦,性平。有清热解毒、散瘀消肿,活血的功能。

【主治用法】 用于疟疾、腹泻、痢疾、急性黄疸型传染性肝炎、上呼吸道感染,急性肾炎、胃痛、肠痛、咽喉肿痛、跌打损伤、蛇虫咬伤等。用量15～30克。外用适量。

【现代研究】

1. 化学成分 本品含有苯丙素甙类化合物:4－O－(6′－O－对－香豆酰基－β－D－吡喃葡萄糖)－对－香豆酸(1),4－O－(2′－O－乙酰基－6′－O－对－香豆酰基－β－D－吡喃葡萄糖)－对－香豆酸(2)及4－O－(2′,4′－O－二乙酰基－6′－

O－对－香豆酰基－β－D－吡喃葡萄糖)－对－香豆酸(3);还含有(顺)－6－O－(4′,6′－二乙酰基－β－D－吡喃葡萄糖)－6,7,3′,4′－四羟基橙酮(4),胡萝卜甙(5),豆甾醇葡萄糖甙(6),丁二酸(7)等成分。

2. 药理作用 本品具有抗炎作用、抑菌作用、对心血管系统的保护作用及抗肿瘤作用。

【应 用】

1. 疟疾:鲜鬼针草250克,加鸡蛋煮汤服。

2. 痢疾:鬼针草柔芽一把,水煎汤服。

3. 跌打损伤:鲜鬼针草全草60克,水煎,另加黄酒50克,温服,每日一次。

9 金刚散

【基 源】 本品为葡萄科植物三裂叶蛇葡萄的根或根皮。

【原植物】 别名:见肿消、红赤葛、大接骨丹。藤本。茎粗0.7～1厘米,光滑,具细条纹与圆形皮孔,嫩枝被柔毛。卷须与叶对生。叶互生,多数3全裂。中间小叶长椭圆形至宽卵形,先端渐尖,基部楔形或圆形,有短柄或无柄,侧生小叶极偏斜,斜卵形;少数成单叶3裂,宽卵形,长宽5～12厘米,先端渐尖,基部心形,上面深绿色,光滑,下面灰绿色,脉上被锈毛。聚伞花序与叶对生;花小,绿色;花瓣5;雄蕊5,花丝很短;花盘杯状,与子房离生,花柱细长。浆果暗蓝色,圆形至扁圆形;种子2枚。花期5月,果期8～9月。

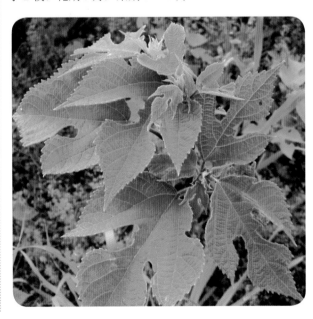

【生境分布】 生长于低山、丘陵地区的路旁、林边、河边，或为栽培。分布于云南、贵州、四川、陕西等地。

【采收加工】 秋、冬采，晒干。鲜用全年可采。

【性状鉴别】 根呈圆柱形，略弯曲，长13～30厘米，直径0.5～1.5厘米。表面暗褐色，有纵皱纹。质硬而脆，易折断。断面皮部较厚，红褐色，粉性，木部色较淡，纤维性，皮部与木部易脱离。气微，味涩。茎藤圆柱形，表面红褐，具纵皱纹，可见互生的三出复叶，两侧小叶基部不对称。有的残存与叶对生的茎卷须。气微，味涩。以条粗、皮厚者为佳。

【炮 制】 采后洗净晒干，切片。或采后洗净抽去木心（木质部），晒干，磨为细末。

【性味功能】 味辛、苦、涩，性温。有祛风除湿，消肿敛疮，化瘀疗伤的功能。

【主治用法】 用量用法9～15克，煎服，或作酒剂。外用：鲜品捣敷或干粉调敷。

【应 用】

1. 水火烫伤：金刚散研细，加入鸡蛋清调匀外敷。

2. 外伤肿痛、风湿性腰腿痛、胃痛、痢疾、肠炎：金刚散15～25克，煎服。或用100克加酒500毫升，浸泡5～7日后备用，每服10毫升，每日3次。

3. 外伤出血：金刚散干粉撒敷伤口。

4. 痈肿：金刚散干粉调敷患部，或用鲜品捣烂外敷。

攀倒甑（败酱草）

【基 源】 败酱草为败酱科植物攀倒甑的根状茎和根或全草。

【原植物】 别名：白花败酱。多年生草本。根茎细长，有特殊臭气。茎密生白色倒粗毛。基生叶丛生。呈聚伞花序成伞房状圆锥花丛顶生，花冠5裂；瘦果膜质，有翅状苞片。花期7～8月。果期8～9月。

【生境分布】 生于灌丛、山坡及路旁。分布于全国大部分省区。

【采收加工】 春、秋季采挖根茎及根，洗净，晒干。夏季将全株拔起，晒干。

【性状鉴别】 本品全株，长短不等；根茎有节，上生须状细根。茎圆柱形，外表黄棕色或黄绿色，有纵向纹理，被有粗毛。质脆，易折断，断面中空，白色。叶多皱缩、破碎，或已脱落。全株有陈腐的豆酱气，味苦。

【炮 制】 晒至半干，扎成束，再阴干。

【性味功能】 味辛、苦，性微寒。有清热解毒、消肿排脓、活血祛瘀、宁心安神的功能。

【主治用法】 用于阑尾炎，痢疾，眼结膜炎，产后瘀血腹痛，痈肿疔疮，用量9～15克（鲜者60～120克）。水煎服。外用适量，捣烂敷。

【现代研究】

1. 化学成分 本品含有多种三萜类皂甙（败酱甙等）和环烯醚萜及含有以败酱烯和异败酱烯为主成分的挥发油，此外还含有内酯、香豆素、黄酮类及微量的生物碱。

2. 药理作用 本品具有镇静、镇痛、抗菌、抗病毒、抗肿瘤、保肝利胆、止血和增强免疫力等多方面的药理作用。

【应 用】

1. 痢疾：败酱草、龙芽草各15克，广木香3克。水煎服。

2. 腮腺炎：败酱草、爵床各15克。水煎服。另用鲜败酱适量，捣烂，绞汁涂敷患处。

3. 阑尾炎：败酱草50克，蒲公英15克，鬼针草30克，川楝子10克，紫花地丁24克，水煎服。

4. 胆囊炎：败酱草30克，海金沙、金钱草各15克，枳壳9克，水煎服。

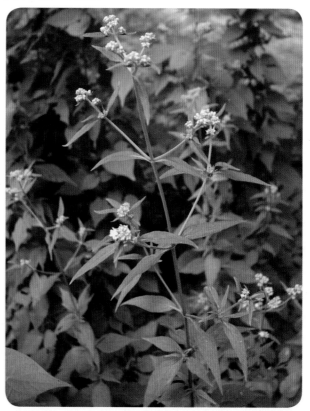

§ 药用大黄

【基　源】　大黄为蓼科植物药用大黄的根茎及根。

【原植物】　别名：南大黄。多年生草本，根状茎粗壮。基生叶近圆形，掌状5浅裂，裂片呈大齿形或宽三角形，基部心形；托叶鞘筒状，膜质。花序大，圆锥状；花较大，黄白色；花蕾椭圆形。果枝开展，果翅边缘不透明，瘦果有3棱。沿棱生翅，红色。

【生境分布】　生于山地林缘或草坡上，有栽培。分布于陕西南部、河南西部、湖北西部，贵州、四川、云南西北部等省区。

【采收加工】　秋末茎叶枯萎时或春季芽未萌发时采挖，刮外皮，切片或块，绳穿成串，晾干或晒干。

【性状鉴别】　本品干燥根茎多横切成段，一端稍大，形如马蹄，少数亦呈圆锥形或腰鼓形，长约6～12厘米，直径约5～8厘米，栓皮已除去，表面黄棕色或黄色，有微弯曲的棕色线纹（锦纹）。横断面黄褐色，多空隙，星点较大，排列不规则，质较疏松，富纤维性。气味较弱。

【炮　制】　除去杂质，洗净，润透，切厚片或块，晾干。

【性味功能】　味苦，性寒。有泻火通便，破积滞，行瘀血的功能；外用有清火解毒，消肿的功能。

【主治用法】　用于实热便秘，谵语发狂，瘀血闭经，产后瘀阻，黄疸，水肿，热淋，食积痞满腹痛，泻痢里急后重，目赤牙龈肿痛，口舌生疮，用量3～12克。外用于跌打损伤，痈肿疮毒，烫伤。

【现代研究】

1. 化学成分　本品主要成分有蒽醌、大黄素、大黄酸、芦荟大黄等蒽类衍生物及苷类。

2. 药理作用　本品具有泻下、抗菌、抗病毒、保肝利胆、止血活血等作用。

【应　用】

1. 热积便秘：大黄12克（后下），厚朴6克，枳实9克。水煎服。

2. 湿热黄疸，急性黄疸传染性肝炎：大黄、栀子、茵陈、厚朴、枳实等。水煎服。

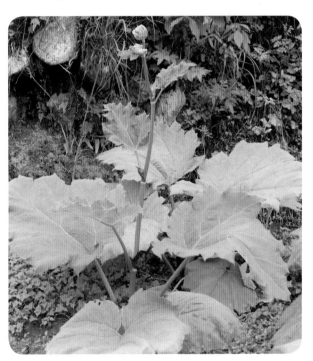

§ 掌叶大黄

【基　源】　大黄为蓼科植物掌叶大黄的根及根茎。

【原植物】　多年生高大草本。根状茎及根肥大，黄褐色。基生叶宽卵形或圆形，掌状半裂，每1裂片有时再羽状裂或有粗齿，基部稍心形；茎生叶较小，互生；托叶鞘状，膜质，密生短柔毛。圆锥花序大型，顶生，花小，数朵成簇，紫红色或带红紫色。瘦果有3棱，棱上生翅。花期6～7月。果期7～8月。

【生境分布】 生于山地林缘或草地，有栽培。分布于陕西、甘肃、青海、四川、云南西北部，西藏东部。

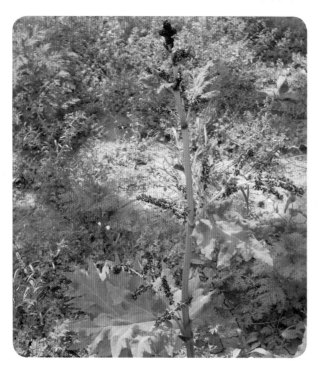

【采收加工】 秋末冬初挖取地下部分，切片晒干或烘干。

【性状鉴别】 本品呈类圆柱形、圆锥形、卵圆形或不规则块状。除尽外皮者表面黄棕色至红棕色，有的可见类白色网状纹理及星点散在；未除去外皮者表面棕褐色，有横皱纹及纵沟，顶端有茎叶残基。质坚实，不易折断，折断面淡红棕色或黄棕色，颗粒性。根茎横切面髓部较宽，其中可见星点，排列成环或散在；根部横切面则无星点，木质部发达，具放射状纹理，形成层环明显。气清香，味苦微涩，嚼之黏牙，有沙粒感。

【炮　　制】 除去杂质，洗净，润透，切厚片或块，晾干。

【性味功能】 味苦，性寒。有泻火通便，破积滞，行瘀血的功能。

【主治用法】 用于实热便秘，谵语发狂，食积痞满腹痛，泻痢里急后重，头痛，目赤，牙龈肿痛，口舌生疮，吐血，衄血，瘀血经闭，产后瘀阻，黄疸，水肿，热淋，跌打损伤，痈肿疮毒，水火烫伤。用量3～12克。

【现代研究】

1. 化学成分 本品根及根茎主要含含蒽醌类化合物，如游离的大黄素、大黄素甲醚、大黄酚等。

2. 药理作用 本品能促进肠蠕动，抑制肠内水分吸收，促进排便；促进胆汁分泌；促进胰液分泌；抗肝损伤；抗胃、十二指肠溃疡；抗真菌、抗病毒；抗炎；止血；降血脂；抗肿瘤；利尿；降低血中尿素氮和肌酐等。

【应　　用】

1. 大便秘结：大黄6克，牵牛子1.5克，研细末，水煎服。

2. 打扑伤痕，淤血：大黄末，姜汁调涂。

3. 晚期血吸虫病出血患者：大黄炭、白芍炭各1.5克，加葡萄糖粉，研细末，冲水服。

4. 烫火灼伤：大黄研末，蜜调涂敷患处。

9 鸡爪大黄

【基　源】 大黄为蓼科植物唐古特大黄的根及根茎。

【原植物】 别名：鸡爪大黄。多年生高大草本。基生叶宽卵形或近圆形，掌状深裂，裂片再羽状裂，先端锐尖，基部稍心形；茎生叶较小，互生，有短柄；圆锥花序顶生；幼时多呈浓紫色，亦有绿白色，分枝紧密，花小，花被6，2轮。瘦果有3棱，沿棱生翅。花期6～7月。果期7～8月。

【生境分布】 生于山地林缘或草地，有栽培。分布于甘肃、青海、西藏东北部。

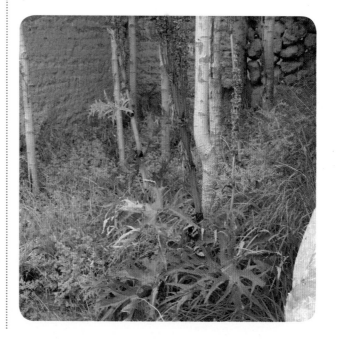

【采收加工】 秋末冬初茎叶枯萎时，采挖切片晒干或烘干。

【性状鉴别】 同"掌叶大黄"。

【炮　制】 除去杂质，洗净，润透，切厚片或块，晾干。

【性味功能】 味苦，性寒。有泻火通便，破积滞，行瘀血的功能。

【主治用法】 用于实热便秘，谵语发狂，食积痞满腹痛，泻痢里急后重，头痛，目赤，牙龈肿痛，口舌生疮，吐血，衄血，瘀血经闭，产后瘀阻，黄疸，水肿，热淋，跌打损伤，痈肿疮毒，水火烫伤。用量3～12克。生用力大，制用力缓，炒炭用于止血，体质虚弱或妇女胎前产后均应慎用。

【现代研究】

1. 化学成分　本品主要成分有蒽醌、大黄素、大黄酸、芦荟大黄等蒽类衍生物及苷类。

2. 药理作用　本品能促进排便；促进胆汁分泌；促进胰液分泌；抗肝损伤；抗胃、十二指肠溃疡；；抗真菌、抗病毒；抗炎；止血；降血脂等。

【应　用】

同掌叶大黄。

❺ 商陆

【基　源】 本品为商陆科植物商陆的干燥根。

【原植物】 多年生草本，肉质，根粗壮。圆锥形。单叶互生，椭圆形或长卵状椭圆形，先端急尖，基部狭楔形，全缘，总状花序顶生或与叶对生，直立；苞片线形，膜质；花白色、淡黄绿色或带粉红色；花药淡红色。肉质浆果扁球形，紫黑色。种子肾形，黑褐色。花期4～7月。果期7～10月。

【生境分布】 生于山沟边、林下、林缘、路边。分布于全国大部分地区。

【采收加工】 秋季至次春采挖，切成片，晒干或阴干。

【性状鉴别】 本品干燥根横切或纵切成不规则的块片，大小不等。横切片弯曲不平，边缘皱缩，外皮灰黄色或灰棕色；切面类白色或黄白色，粗糙，具多数同心环状突起。纵切片卷曲，表面凸凹不平，木质部成多数突起的纵条纹，质坚，不易折断。气微；味稍甜，后微苦，久嚼之麻舌。

【炮　制】

商陆：洗净，稍浸泡，润透，切片。晒干；

醋商陆：取净商陆片，置锅内加米醋煮之，至醋吸尽，再炒至微干。

【性味功能】 味苦，性寒，有毒。有逐水，解毒，利尿，消肿消炎的功能。

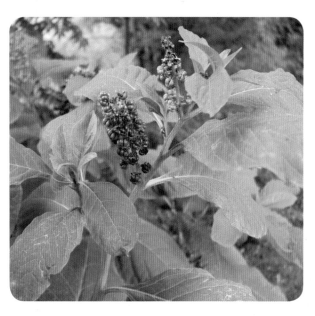

【主治用法】 用于水肿胀满，尿少，便秘；外用于痈肿疮毒。用量3～9克。孕妇忌服。

【现代研究】

1. 化学成分　本品含有商陆碱、淀粉，尚含商陆酸，商陆皂苷甲、乙、丙、丁、戊、己三萜皂苷类和多量硝酸钾及甾体混合物。

2. 药理作用　本品具有祛痰、镇咳、平喘作用，抗菌及抗病毒作用和利尿作用。

【应　用】

1. 慢性肾炎水种：商陆、泽泻、杜仲各3克。水煎服。

2. 腹水：商陆6克，冬瓜皮、赤小豆各30克，泽泻12克，茯苓24克。水煎服。

3. 水肿腹胀实证，大小便不利：商陆、红大戟各3克，槟榔4.5克，茯苓12克，泽泻9克，水煎服。

4. 痈肿疮毒：鲜商陆加食盐，同捣敷患处。

❺ 瑞香狼毒

【基　源】 狼毒为瑞香科植物瑞香狼毒的根。

【原植物】 多年生草本。根粗大，圆柱形，木质，外皮棕色，断面淡黄色，有绵性纤维。茎直立，数茎丛生。叶互生，无柄，披针形至椭圆状披针形，全缘，无毛。圆头状花序顶生，未开时像一束火柴头；总苞绿色；花黄色或白色、淡红色；花被管状细瘦，基部稍膨大，先端5裂，裂片有紫红色网纹；雄蕊10，几无花丝，成2轮着生于花被管中；子房上位。果实圆锥形，为花被管基所包。花期夏季。

【生境分布】 生于高山及草原上。分布于东北及河北、内蒙古、甘肃、青海、宁夏、西藏等省区。

【采收加工】 秋季采挖，洗净，切片，晒干。

【性状鉴别】 本品呈纺锤形、圆锥形或长圆柱形，稍弯曲，单一或有分枝，长短不等，根头部常有地上茎残迹，表面棕色至棕褐色，有扭曲的纵沟及横生隆起的皮孔和侧根痕，栓皮剥落处露出白色柔软纤维。体轻，质韧，不易折断，断面呈纤维状。皮部类白色，木部淡黄色。气微，味微辛。

【炮制】 去茎叶、泥砂，洗净，晒干。

【性味功能】 味苦、辛，性平。有大毒。有散结，逐水，止痛，杀虫的功能。

【主治用法】 用于水气肿胀，淋巴结结核；外用于疥癣，杀蝇、蛆。用量0.9～2.4克；外用适量，煎水洗或研粉敷患处。

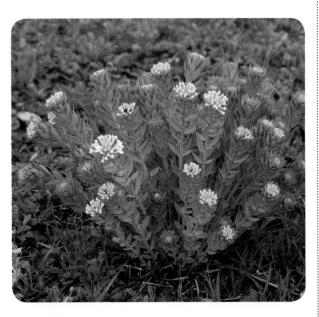

【现代研究】

1. 化学成分 本品含有黄酮类：双二氢黄酮狼毒素ABCD，新狼毒素AB等；香豆素类：伞形花内酯，瑞香内酯等；二帖类和三萜类等成分。

2. 药理作用 本品具有抗肿瘤活性，抗病毒，抗惊厥，抗菌，和杀虫等作用，并能提高免疫力。

【应用】

1. 疥癣：狼毒适量，煎水洗患处；或研粉敷撒患处。

2. 外伤出血：狼毒，捣烂研粉外敷或干者研末敷患处。

3. 牛皮癣：狼毒，水煎煮浓缩至一定粘度，冷后涂布患处。

4. 蝇、蛆：狼毒、白狼毒、藜芦各适量，加水浸七日，喷洒。

狼毒

【基源】 狼毒为大戟科植物月腺大戟的根。

【原植物】 多年生草本。根肥厚肉质，有黄色乳汁。叶生，无柄，茎下部叶小，长圆状披针形，先端钝，基楔形，全缘。总花序腋生或顶生，基部具卵状披针形的叶状苞片5，每伞梗再二叉状分枝，分枝处有三角卵形苞片2，分枝先端具2片较小苞片及1杯状聚伞花序；杯状总苞具5裂片，先端浅裂，腺体4，半月形，小花梗与花丝有节。雌花1，雌蕊1，伸出总苞下垂；花柱3，2裂。蒴果无毛。花期4～6月，果期5～7月。

【生境分布】 生于山坡、草地或林下。分布于河南、山东、陕西、江苏、安徽、浙江、湖北、湖南、四川、福建等省区。

【采收加工】 春、秋季采挖，洗净，切片，晒干。

【性状鉴别】 本品多为横切片，圆形或略呈椭圆形，大小悬殊，直径1.5～8厘米，厚约1厘米。栓皮灰褐色，易剥落而显淡灰黄色，切面类白色，有异型维管束而形成黄色环纹或不规则大理石样纹理，黄色部分常为凝着的分泌物。质较轻脆，粉性。味微辛。

【炮制】 洗净，切片晒干。

【性味功能】 味苦、辛，性平，有毒。有散结、杀虫的功能。

【主治用法】 用于水肿腹胀，食积、虫积，心腹疼痛，慢性气管炎，咳嗽，气喘，淋巴结、结核，疥癣，痔瘘。用量1.5～2.4克。

【现代研究】

1. 化学成分 本品含狼毒甲素、狼毒乙素、24-次甲基-环木菠萝烷醇、γ-大戟甾醇、菜油甾醇、豆甾醇等成分。

2. 药理作用　本品具有抗肿瘤作用，抑菌作用和杀虫、抗惊厥作用，并能提高机体免疫力。

【应　用】

1. 牛皮癣、神经性皮炎、慢性湿疹：狼毒切碎，水煎煮，至浓缩至一定浓度，冷后涂布敷患处。

2. 结核病：狼毒、大枣 3:4 制成狼毒枣，服枣 10 粒。

3. 慢性气管炎：狼毒 0.5 克。水煎服。

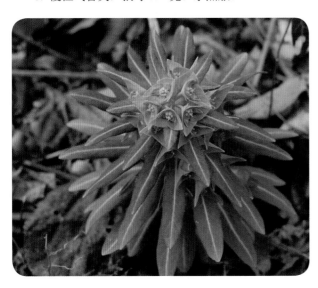

⑨ 大戟

【基　源】　大戟为大戟科植物大戟的根。

【原植物】　别名：京大戟，红芽大戟，紫大戟，将军草。多年生草本，高 30 ～ 80 厘米，全株含乳汁。根细长，圆锥状。茎直立，上部分枝，被白色短柔毛，基部稍紫色。叶互生，近无柄，长圆状披针形或披针形，长 3 ～ 8 厘米，宽 0.5 ～ 1.4 厘米，先端尖，基部稍狭，全缘，边缘反卷。伞形聚伞花序顶生，常有 5 伞梗，伞梗顶端着生 1 杯状聚伞花序，基部有卵形或卵状披针形苞片，5 片轮生，较宽大，杯状花序总苞坛形，先端 4 裂，腺体 4，椭圆形；无花瓣状附属物；花小，黄绿色，单性同株，生于杯状总苞中。雄花多数，雄蕊 1；花丝细柱形；雌蕊 1，子房球形，3 室，花柱 3，顶端 2 浅裂，伸出总苞外而下垂。蒴果三棱状球形，有疣状突起。种子卵形，光滑，灰褐色。花期 4 ～ 5 月。果期 6 ～ 7 月。

【生境分布】　生于山坡、路旁、荒地、草丛、林缘及疏林下。除新疆及西藏外，分布几遍全国。

【采收加工】　春、秋季挖取根部，洗净，晒干。

【药材性状】　京大戟为不规则长圆锥形，略弯曲，常有分枝，长 10 ～ 20 厘米，直径 0.5 ～ 2 厘米，根头常带有茎的残基及芽痕。灰棕色或棕褐色，粗糙，有纵直沟纹及横向皮孔，支根少而扭曲。质坚硬，不易折断，断面类棕黄色或类白色，纤维性。气微，味微苦涩。

【炮　制】

京大戟：除去杂质，洗净，润透，切厚片，干燥。

醋京大戟：取京大戟加醋浸拌，放锅内与醋同煮，至将醋吸尽，切段，晒干。每京大戟 100 公斤，用醋 30 ～ 50 公斤。

【性味功能】　味苦，性寒，有毒。有泻水逐饮，消肿散结的功能。

【主治用法】　用于水肿胀满，痰饮积聚，胸膜炎积水，气逆喘咳，二便不利，晚期血吸虫病腹水，肝硬化腹水及精神分裂症；外治疗疮疖肿。用量：醋制品 1.5 ～ 3 克；研粉吞服 0.3 ～ 1 克，外用适量，研末调敷。孕妇忌服，体弱者慎用。不宜与甘草同用。

【现代研究】

1. 化学成分　含大戟苷、生物碱，大戟色素体 A、B、C，树胶、树脂等。

2. 药理作用　大戟能刺激肠管，促进肠蠕动而产生泻下作用；大戟煎剂对实验性腹水大鼠有明显的利尿作用；大戟提取物对末梢血管有扩张作用，并能拮抗肾上腺素的升压作用。

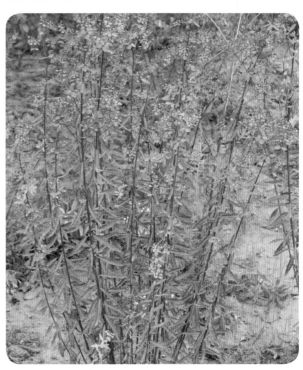

泽漆

【基　源】　本品为大戟科植物泽漆的全草。

【原植物】　别名：猫眼草、五凤草、五朵云。一年或二年生草本，肉质，富含乳汁，光滑无毛。茎分枝多而倾斜，下部淡紫红色，上部淡绿色。叶互生，无柄，倒卵形或匙形，先端钝圆或微凹，基部广楔形或突然狭窄而成短柄状，边缘在中部以上有细锯齿。多歧聚伞花序顶生，有5伞梗，每伞梗再生3小伞梗，每小伞梗又分为2叉；杯状花序钟形，黄绿色，总苞顶端4浅裂，裂间有4腺体；子房3室，花柱3。蒴果无毛。种子卵形，表面有凸起的网纹。

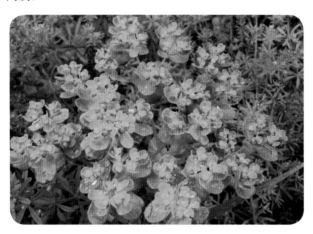

【生境分布】　生于路旁、田野，沟边等处。分布于宁夏、山东、江苏、江西、福建、河南、湖南、四川、贵州等省区。

【采收加工】　春、夏采集全草，晒干，切成段状。

【性状鉴别】　本品长约30厘米，茎光滑无毛，多分枝，表面黄绿色，基部呈紫红色，具纵纹，质脆。叶互生，无柄，倒卵形或匙形，先端钝圆或微凹，基部广楔形或突然狭窄，边缘在中部以上具锯齿；茎顶部具5片轮生叶状苞，与下部叶相似。多歧聚伞花序顶生，有伞梗；杯状花序钟形，黄绿色。蒴果无毛。种子卵形，表面有凸起网纹。气酸而特异，味淡。

【炮　制】　除去杂质和残根，抢水洗净，稍润，切段，干燥。

【性味功能】　味辛、苦，性凉，有毒。有逐水消肿，散结，杀虫的功能。

【主治用法】　用于水肿，肝硬化腹水，细菌性痢疾等；外用于淋巴结结核，结核性瘘管，神经性皮炎。用量3～9克；外用适量。

【现代研究】

1. 化学成分　本品含有槲皮素－5，3－二－D-半乳糖甙、泽漆皂甙（泽漆素）、金丝桃甙、槲皮素、没食子酸、琥珀酸、三萜、丁酸、泽漆醇、葡萄糖、果糖、麦芽糖等成分。

2. 药理作用　本品具有镇咳和祛痰作用、抗癌作用，且能抗结核杆菌，并具有降低毛细血管通透性作用。

【应　用】

1. 流行性腮腺炎：泽漆15克，水煎服。

2. 细菌性痢疾：泽漆9克，水煎服。

3. 无黄疸型传染性肝炎：泽漆，水煮成膏，饭后服。

4. 淋巴结结核、无名肿毒：泽漆全草，熬膏，涂敷患处。

甘遂

【基　源】　本品为大戟科植物甘遂的根。

【原植物】　别名：猫儿眼、胜于花。多年生草本，全体含乳汁。根部分呈连珠状或棒状，棕褐色。叶互生，狭披针形，先端钝，基部阔楔形，全缘。杯状聚伞花序成聚伞状排列，5～9枚簇生于茎端，基部苞片轮生叶状，从茎上部叶腋抽出1花枝，先端再生出1～2回聚伞式3分枝，萼状总苞先端4裂，腺体4枚，新月形；花单性，雄花仅有雄蕊1，雌花位于花序中央，雌蕊1。蒴果圆形。花期6～9月。

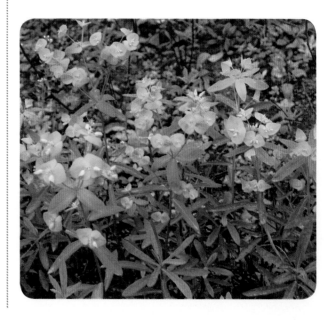

【生境分布】 生于山荒。分布于河北、陕西、山西、甘肃等省区。

【采收加工】 春季或秋末，采挖根部，除去外皮，晒干。

【性状鉴别】 本品呈椭圆形、长圆柱形或连珠形，长1～5厘米，直径0.5～2.5厘米。表面类白色或黄白色，凹陷处有棕色外皮残留。质脆，易折断，断面粉性，白色，木部微显放射状纹理；长圆柱状者纤维性较强。气微，味微甘而辣。

【炮　制】 醋甘遂：取净甘遂，用醋拌匀，炒至微干，晾凉。

【性味功能】 味苦、甘，性寒；有毒。有泻水饮，破积聚，通二便的功能。

【主治用法】 用于水肿满，留饮，结胸，癫痫，噎膈，癥瘕，积聚，二便不通等症。甘遂有大毒。加工及使用应慎重。

【现代研究】

1. 化学成分　本品含三萜类化合物：大戟酮，大戟二烯醇，α-大戟醇等，尚含有甘遂萜酯A、B，棕榈酸，柠檬酸，草酸，鞣质，树脂，葡萄糖，蔗糖，淀粉及维生素B1等成分。

2. 药理作用　本品具有泻下作用，利尿作用和镇痛作用，并具有引产作用。

【应　用】

1. 腹水胀满，二便不通：甘遂1克，牵牛子4.5克，红枣5个。水煎服。

2. 胸腔积水：甘遂、红大戟各1克。研细粉，大枣10枚煎汤送服。

5　续随子

【基　源】 续随子为大戟科植物续随子的种子。

【原植物】 别名：千金子、千两金、菩萨豆。二年生草本，高达1米，全株含白色乳汁，幼时有白粉。根短，圆锥状稍弯曲。茎直立粗壮，圆柱形，基部稍木化，稍带红色。单叶对生，茎下部叶无柄，线状披针形；茎上部叶有短柄；广披针形，长5～15厘米，宽0.6～1.5厘米，先端锐尖，基部近心形，全缘。总花序顶生，聚伞状；总花序基部有2～4伞梗，每梗再分枝，两侧分枝有长梗；基部有卵状披针形苞片2；总苞杯状，先端4～5裂，内弯，腺体4，新月形，两端伸长成角状；花单性，无花被；雄花每花有雄蕊1，花粉囊稍叉开；雌花位于花序中央，子房3室，每室胚珠1，花柱3裂；雌花梗受粉后总苞下垂；蒴果近球形，无毛。种子长圆形。花期4～7月。果期7～8月。

【生境分布】 生于向阳山坡，多栽培。分布于东北及河北、山西、河南、山东、山西、江苏、浙江、福建、台湾、湖南、广西、云南、贵州、四川等省区。

【采收加工】 秋季种子成熟后，割取全株，打下种子，除去杂质晒干。

【药材性状】 种子椭圆形或倒卵形，长约5毫米，直径约4毫米。表面灰褐色或灰棕色，有不规则网状皱纹，网纹凹下部分有灰黑色细斑点。一侧有纵沟状种脊，上端有突起合点，下端有灰白色线形种脐，基部有近白色突起种阜，脱落后留下圆形疤痕。质坚脆，种仁黄白色，胚乳丰富，油质。胚直，细小。气无，味辛。

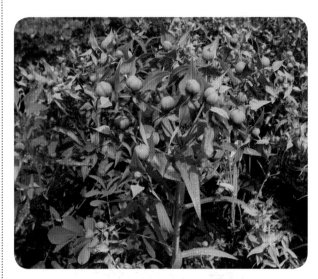

【炮　制】

千金子：除去杂质，筛去泥沙，洗净，捞出，晒干，用时打碎。

千金子霜：取千金子，去皮取净仁，制霜，即得。

【性味功能】 味辛，性温，有毒。有行水消肿，破血消瘀的功能。

【主治用法】 用于水肿，痰饮，积滞胀满，二便不通，血瘀经闭；外治顽癣，疣赘。用量1～2克。去壳，去油用，多入丸散服。外用适量，捣烂敷患处。

【现代研究】

1. 化学成分　本品含脂肪油约48%，其中含千金子甾醇，巨大戟萜醇 -20- 棕 - 酸酯等。尚含有芸香素、秦皮素、千金子素及异千金子素等。

2. 药理作用　本品脂肪油中所含千金子甾醇对胃肠有强烈的刺激作用，能引起峻泻，其强度为蓖麻油的 3 倍。临床上选方可用于水肿、臌胀、二便不利、癥瘕、经闭等。

§ 莨菪（天仙子）

【基　源】　天仙子为茄科植物莨菪的种子。

【原植物】　别名：天仙子、铃铛草、牙痛子。二年生草本，基部木质化，有莲座状叶丛。叶互生，上部叶无柄，基部下延抱茎，叶卵形或长圆形，先端钝或渐尖，边缘有波状齿或羽状浅裂。花单生叶腋，偏向一侧；花萼钟形，5 浅裂，果期增大成壶状；花萼钟状，黄色，有紫色网纹，5 浅裂。蒴果藏于宿萼内，长卵圆形，盖裂。种子小，多数扁肾形，有网纹。花期 5 月。果期 6 月。

【生境分布】　生于村边、田野、路旁等处。有栽培。分布于东北、华北、西北及河南、山东、安徽、浙江、四川、西藏等省区。

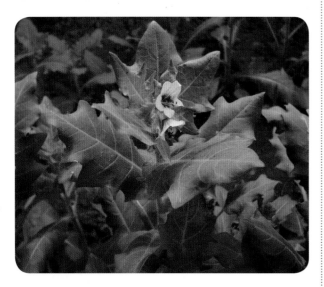

272

【采收加工】　夏末秋初果实成熟时，采收晒干。

【性状鉴别】　本品细小，肾形或卵圆形，稍扁，直径 1 毫米。表面棕黄色或灰黄色，具细密隆起的网纹，种脐处突起。气微，味微辛。

【炮　制】　去杂质，晒干。

【性味功能】　味苦，辛，性温，有大毒。有解痉止痛，安神定痛的功能。

【主治用法】　用于胃痉挛疼痛，咳喘，癫狂等。用量 0.06 ～ 0.6 克。心脏病，心动过速，青光眼患者及孕妇忌服。

【现代研究】

1. 化学成分　本品含生物碱，主要天仙子胺，东莨菪碱及阿托品。

2. 药理作用　本品具有平顺止咳、兴奋呼吸中枢的作用，并有抗晕、抗休作用克，且可抗乙酰胆碱、解痉。

【应　用】

1. 骨痛：天仙子 0.6 克，研末，温开水送服。

2. 慢性气管炎：天仙子。制成注射液，肌肉注射。

3. 赤白痢，脐腹疼痛，肠滑后重：天仙子 50 克，大黄 25 克，研末，饭前米汤送服。

§ 云实（云实皮）

【基　源】　云实皮为豆科植物云实的根皮。种子也可供药用。

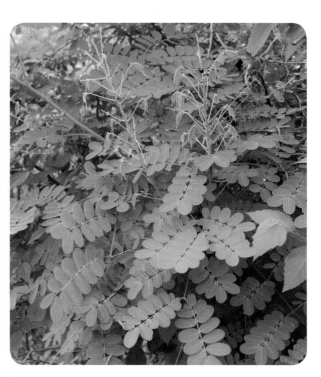

【原植物】　藤本。枝、叶轴及花序均被柔毛和钩刺。2 回羽状复叶，互生，羽片 3 ～ 10 对，对生，托叶小，斜卵形，基部有刺 1 对；小叶 6 ～ 12 对，长圆形，两端近圆钝，全缘，两面均被短柔毛。总状花序顶生，直立，花多数；总花梗具多刺，花萼下有关节，萼片 5，长圆形，被短柔毛；花瓣 5，黄色，盛开时反卷，基部有短柄；雄蕊 10，离生，2 轮排列。荚果长圆状舌形，沿腹缝线有狭翅，先端有尖喙，成熟时沿腹缝线开裂。花期 4～6 月，果期 6～10 月。

【生境分布】 生于山坡灌丛中，丘陵，平原或河岸。分布于河北、陕西、甘肃、河南及长江以南各省区。

【采收加工】 根全年均可采挖，挖出后洗净，剥取根皮，晒干。

【性状鉴别】 云实子呈不规则圆形，稍扁，有的一侧平截或有浅凹陷，表面灰绿色，光滑，微具光泽，有同心性环纹延及顶端。一端有点状种脐，浅黄白色或浅黄棕色。质坚硬，破开后，种皮厚约 1 毫米，内面淡黄白色，有稍凸起的线纹；子叶扁圆形，黄白色，质坚，表面有不规则的沟槽，断面略平坦。气微腥，味苦。

【炮　制】 取原药，除去杂质，洗净，干燥。用时捣碎。

【性味功能】 味苦、辛，性微温。有解表散寒，祛风除湿，止咳化痰的功能。种子有止痢，驱虫的功能。

【主治用法】 根皮用于风寒感冒，淋病，肝炎，肝硬化腹水，胃痛，支气管炎，风湿疼痛，跌打损伤，毒蛇咬伤。

【现代研究】

1. 化学成分　本品含有含甾醇、皂甙、脂肪油、淀粉以及 α- 云实苦素、β- 云实苦素、γ- 云实苦素等多种苦味素。

2. 药理作用　本品有止咳、祛痰与平喘作用。其水煎液，对金黄色葡萄球菌有抑菌作用；醇提取物对麻醉狗有降压作用，水提取物在同剂量时则无影响。

【应　用】

1. 淋病：云实皮 30 克，三白草、积雪草各 15 克，水煎服。

2. 肝炎：云实 60 克，白芍、白英各 9 克，木香 5 克，红枣 10 枚，水煎，调白糖服。

5 蓖麻（蓖麻子）

【基　源】 蓖麻子为大戟科植物蓖麻的干燥成熟种子。

【原植物】 一年生草本。茎直立，中空。叶盾形；掌状 5～11 裂，裂片缘具齿。花单性，雌雄同株，无花瓣；聚伞圆锥花序，顶生或与叶对生。雄花的萼 3～5

裂；雌花萼 5 裂。蒴果长圆形或近球形，稍扁，有灰白色、黑棕色或黄棕色交错的大理石样纹理，平滑，有光泽。种皮硬脆，较薄。种仁白色。花期 7～8 月，果期 9～10 月。

【生境分布】 全国各地均有栽培。

【采收加工】 秋季采摘成熟果实，晒干，除去果壳，收集种子。

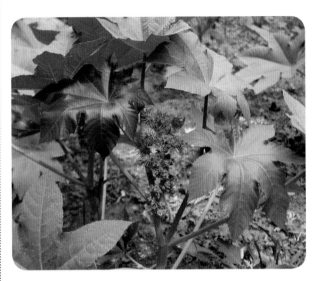

【性状鉴别】 本品种子呈椭圆形或卵形，稍扁表面光滑，有灰白色与黑褐色或黄棕色与红棕色相间的花斑纹。一面较平，一面较隆起，较平的一面有 1 条隆起的种脊；一端有灰白色或浅棕色突起的种阜。种皮薄而脆。无臭，味微苦辛。

【炮　制】 种子：除去杂质。用时去壳，捣碎。

【性味功能】 味甘、辛，性平；有毒。有消肿，排脓，拔毒，润肠通便的功能。

【主治用法】 外用于疮疖，肿毒。种仁油内服用于大便秘结。外用适量。

【现代研究】

1. 化学成分　蓖麻根含反 -2- 癸烯 -4，6，8- 三炔酸甲酯、1- 十三碳烯 -3，5，7，9，11- 五炔和 β- 谷甾醇等。叶含山柰酚 -3- 芸香糖甙、芸香甙和槲皮素等。种子含脂肪油 40%～50%，油饼含蓖麻碱、蓖麻毒蛋白及脂肪酶。

2. 药理作用　叶的水浸液对正常及抑制状态的离体心脏，均能使心收缩力增加。叶、茎煎剂使犬血压下降、大鼠后肢血管扩张。种子所含的蛋白有抗肿瘤和细胞凝集等作用。

【应　用】

1. 面神经麻痹：蓖麻子，捣烂外敷。

2. 疮疡化脓未溃、淋巴结核：蓖麻子，捣烂成膏状，外敷。

3. 烫伤，烧伤：蓖麻子、蛤粉等份，研膏，油调涂敷患处。

4. 胃下垂，子宫脱垂：蓖麻子适量，捣烂，做成饼状，贴敷头项百会穴。

⑤ 常山

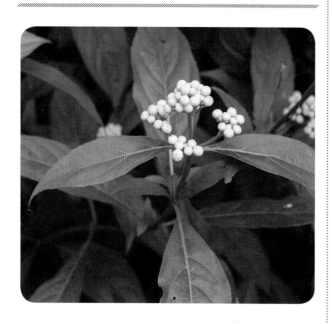

【基　源】　本品为绣球花科植物常山的根。

【原植物】　别名：黄常山、鸡骨常山。灌木。主根圆柱形，木质，常弯曲，黄棕色或灰棕色。茎枝有节，幼时有棕黄色短毛。叶对生，椭圆形、宽披针形，先端渐尖，基部楔形，边缘有锯齿，幼时两面疏生棕黄色短毛。伞房状圆锥花序着生于枝顶或上部叶腋，花瓣5～6，蓝色，展开后向下反折；浆果球形，蓝色，有宿存萼和花柱。花期6～7月。果期8～9月。

【生境分布】　生于山谷、溪边或林下阴湿处。分布于陕西、甘肃南部、河南及长江以南各省。

【采收加工】　秋季挖取根部，除去茎苗及须根，洗净，晒干。

【性状鉴别】　本品呈圆柱形，常弯曲扭转，或有分枝，长9～15厘米，直径0.5～2厘米。表面棕黄色，具细纵纹，外皮易剥落，剥落处露出淡黄色木部。质坚硬，不易折断，折断时有粉尘飞扬；横切面黄白色，射线类白色，呈放射状。无臭，味苦。

【性味功能】　味苦，性微寒，有小毒。有截疟，解热，祛痰的功能。

【炮　制】　常山：除去杂质，分开大小，浸泡，润透，切薄片，晒干。

炒常山：取常山片，照清炒法炒至色变深。

酒常山：取常山片用黄酒拌匀，稍闷润，置锅内用文火炒至略呈黄色，取出放凉。

醋常山：取常山片用米醋拌炒如上法

【主治用法】　用于疟疾，痰饮，呼吸困难。用量4.5～9克。孕妇忌服，老年体弱慎用。

【现代研究】

1. 化学成分　本品含有黄常山碱，简称常山碱，黄常山碱甲、乙及丙，还含黄常山定以及4-喹唑酮、伞形花内酯等成分。

2. 药理作用　本品具有抗疟、抗阿米巴作用，并有解热、降低血压作用，且有抗癌、抗病毒作用。

【应　用】

1. 间日疟、三日疟：常山、贝母、生姜各9克，乌梅6克，槟榔、大枣12克，草果4.5克。水煎服。

2. 胸中痰饮，胀闷不舒，食物中毒，宿食停滞：常山9克，生甘草3克。水煎服。

3. 肝癌：常山、龙葵各10克，茵陈15克，与鳖甲共煮。水煎服。

⑤ 藜芦

【基　源】　本品为百合科植物藜芦的干燥根及根茎。

【原植物】　多年生草本，高1米，粗壮，基部的鞘枯死后残留为具网眼的黑色纤维网。基生叶椭圆形、宽卵状椭圆形、卵状披针形，无柄；茎上叶具柄。圆锥花序，密生黑紫色花；侧生总状花序近直立伸展，通常具雄花；顶生总状花序上，全部着生两性花。蒴果，卵状三角形，成熟时3裂，具多数种子。花期7～8月，果期8～10月。

【生境分布】　生于山谷、山地阴坡或灌木林下。分布于东北及河北、山西、内蒙古、河南、山东、江西、陕西、甘肃、新疆、四川等地。

【采收加工】　5～6月未抽花茎前采挖根部或连

同少部分根茎，除去地上部分的茎叶，洗净，晒干。

【性状鉴别】 本品根茎圆柱形或圆锥形，长2～4厘米，直径0.5～1.5厘米；表面棕黄色或土黄色，顶端残留叶基及黑色纤维，形如蓑衣，有的可见斜方形的网眼，下部着生10～30条细根。根细长略弯曲，长10～20厘米，直径0.1～0.4厘米；黄白色或黄褐色，具细密的横皱纹；体轻，质坚脆，断面类白色，中心有淡黄色细木心，与皮部分离。气微，味苦、辛，有刺喉感。

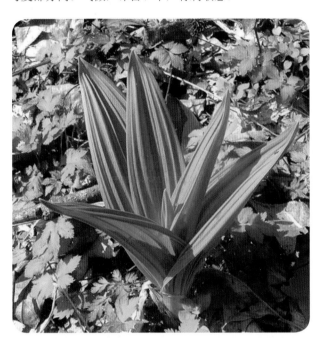

【炮　制】 除去苗叶，晒干或用开水浸烫后晒干。

【性味功能】 味苦、辛，性寒，有毒。有吐风痰，杀虫疗疮的功能。

【主治用法】 用于卒中痰壅，喉痹不通，癫痫等症；外治疥癣灭，蝇蛆。用量0.3～0.9克。

【现代研究】

1. 化学成分　本品含去乙酰基原藜芦碱A，原藜芦碱A，藜芦马林碱，双去乙酰基原藜芦碱A，藜芦嗪，新计布定碱，玉红芥芬胺，藜芦胺，茄咪啶，β-谷甾醇，胡萝卜甙，蜡酸，硬脂酸等成分。

2. 药理作用　本品具有降压作用，并有杀虫、催吐和祛痰作用。

【应　用】

1. 疟疾：藜芦、皂荚、巴豆，捣碎，制丸服。

2. 黄疸：藜芦，捣为末，水冲服。

3. 骨折：藜芦、黄连，研粉，制成片剂，凉开水送下。

4. 疥癣：藜芦，研末敷患处。

6 乌头（附子，草乌）

【基　源】 附子为毛莨科植物乌头子根；草乌为其干燥母根。

【原植物】 块根2个连生。叶互生，革质，卵圆形，掌状三裂几达基部，两侧裂片再2裂，中央裂片菱状楔形，上部再3浅裂，边缘有粗齿或缺刻。总状花序窄长；花青紫色，上萼片盔形，侧瓣近圆形；雄蕊多数；心皮3～5，离生。果长圆形。花期6～7月，果期7～8月。

【生境分布】 生于山地、丘陵地、林缘。分布于辽宁、河南、山东、江苏、安徽、浙江、江西、广西、四川等地区。

【采收加工】 附子：采挖后，除去母根。草乌：除去子根，晒干。

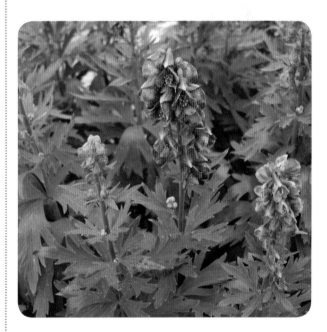

【性状鉴别】 干燥的子根，圆锥形。表面灰褐色，有细的纵皱纹，顶端有凹陷的芽痕，侧边常留有自母根摘寓的痕迹，下端尖，周围有数个瘤状隆起的支根，习称"钉角"。质坚实，难折断，断面外层褐色，内面为灰白色，粉性，横切面有一多角形环纹。无臭，味辛辣而麻舌。

干燥的母根，呈瘦长的圆锥形，或带有残余的茎杆。表面棕褐色，皱缩不平，或有锥形的小瘤状侧根，并具割去附子后遗留的痕迹。质坚实，断面粉白色或微带灰色，横切面可见多角形的环纹。无臭，味辛辣而麻舌。均以个匀、肥满、坚实、无空心者为佳。

【炮　制】　取净乌头，大小分开，用水浸泡至内无干心，取出，加水煮沸4～6小时（或蒸6～8小时），至取大个及实心者切开内无白心、口尝微有麻舌感时，取出，晾至六成干或闷润后切厚片，干燥。

【性味功能】　附子：味辛，性大热。有回阳救逆，补火助阳，温中止痛，逐风寒湿邪的功能。草乌：味辛，性温。有大毒。有祛风除湿，温经止痛，麻醉的功能。

【主治用法】　附子用于亡阳虚脱，肢冷脉微，阳痿，宫冷，阴寒水肿，寒湿痹痛。草乌用于风寒痹痛，关节疼痛，心腹冷痛，麻醉止痛。本品有毒，需炮制后用，用量1.5～4.5克。

【现代研究】

1. 化学成分　乌头含有多种生物碱，如次乌头碱、新乌头碱、乌头碱、川乌碱甲、塔拉胺等。

2. 药理作用　本品有镇痛、抗炎、镇静、解热、局麻作用。还有强心和降压作用。

【应　用】

1. 风湿性关节炎、类风湿关节炎，腰腿痛：制草乌6克，制川乌、制何首乌各15克，追地风、千年健各9克，白酒浸2日，内服。

2. 大骨节病：生草乌，水煮3小时，取出晒干，研粉，制成10%酒剂。

关附子

【基　源】　关附子为毛茛科黄花乌头的干燥块茎。

【原植物】　别名：山喇叭花、乌拉花。多年生草本。块根倒卵形或纺锤形，二个连生在一起。叶互生，3～5掌状全裂，裂片再二回羽状分裂，最终裂片线形，先端锐尖。总状花序顶生，花萼淡黄色，内带紫色网纹；灰瓣帽状，侧瓣扁圆形；花瓣退化为蜜腺。果3～5，被白毛。种子在棱处具翅。花期8～9月，果期10月。

【生境分布】　生于荒山坡的灌木丛或高草丛边。分布于东北及河北、河南、山东等省。

【采收加工】　9～10月挖取块茎，洗净，晒干。

【性状鉴别】　母根长圆推形，表面灰棕色，有纵皱纹、沟纹及横长突起的根痕，顶端有茎基。子根呈卵形或椭圆形，长1.5～3.5厘米，直径0.6～2厘米，表面

棕黄色，有细纵纹，顶端有芽痕。质坚硬，断面类白色，粉性，中柱部分导管呈星点状。气微，味辛辣麻舌。

【炮　制】　拣净杂质，洗净、晒干。

【性味功能】　味辛，大温，有小毒。有祛风痰，逐寒温，镇痉的功能。

【主治用法】　用于中风痰壅，口眼歪斜，偏头痛，破伤风，淋巴结结核，痈肿。毒性大，一般炮制后使用，3～6克；外用生品适量捣烂，熬膏或研末以酒调敷患处。

【现代研究】

1. 化学成分　本品含下乌头碱、关附素A～H等。

2. 药理作用　本品有抗心律失常和抗炎镇痛作用。

【应　用】

1. 中风口眼斜，关附子、石膏、全蝎（去毒）各1克。研粉，热酒调服。

2. 破伤风：关附子、天麻、羌活、白芷、防风。研粉，热酒调服。

3. 疯犬咬伤：关附子研粉，搽伤处。

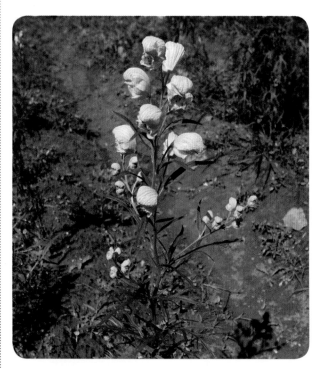

露蕊乌头

【基　源】　本品为毛茛科植物露蕊乌头的干燥根。

【原植物】　别名：罗砧巴。一年生草本，具直根。茎常分枝，有短柔毛。基生叶1～6，具长柄；叶宽卵形，三全裂，裂片细裂，小裂片狭卵形，全缘或生1～3

276

牙齿。总状花序具花6～16，疏生柔毛；小苞片生花梗上部或与花邻接，条形，有时下部的叶状；萼片5，蓝紫色，具长爪，上萼片船形；花瓣2，爪粗，瓣片扇形，具纤毛，距极短；雄蕊多数；心皮6～13。果长0.8～1.2厘米。

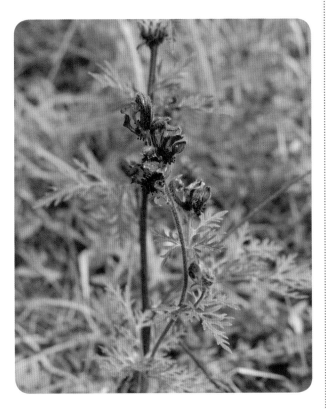

【生境分布】 生于草坡或村边草地。分布于青海、甘肃、四川、西藏等省区。

【采收加工】 夏秋季采挖根，晒干。

【炮　制】 去净泥土、枯叶，切段，晒干。

【性味功能】 味辛，性温。有大毒。有驱风镇痛的功能。

【主治用法】 用于风湿麻木，关节疼痛。用量1.5～4.5克。

【现代研究】

1. 化学成分　本品根含盐酸阿替新、塔拉胺、露乌碱、甲基露乌碱。

2. 药理作用　本品的根可用于治关节疼痛。花可用于治麻风。叶内服驱虫；碾末撒布，治疥癣。

【应　用】

1. 风湿性关节炎、类风湿关节炎：露蕊乌头，酒浸一周，调敷患处。

2. 麻疯：露蕊乌头花，水煎服。

3. 疥癣：露蕊乌头叶，研末，撒敷患处。

9　瓜叶乌头

【基　源】 毛茛科植物瓜叶乌头的干燥块根作草乌入药。

【原植物】 别名：藤乌头、羊角七。多年生草本，茎缠绕，无毛，多分枝；根圆锥形，深棕色，有纵皱纹及须根痕。茎中部的叶片五角形，3深裂至距基部8毫米以上处，叶中央裂片梯状菱形，先端尖，3浅裂，上部边缘具粗牙齿。花序有2～12花，萼片5，蓝紫色，上萼片高盔形，具短喙；花瓣2，无毛；雄蕊多数；心皮5。果花期8～9月，果期9～10月。

【生境分布】 生于山地灌丛或林中。分布于四川、湖北、江西北部、浙江、安徽、河南、陕西等地区。

【采收加工】 6月至8月上旬采挖根，晒干。

【性状鉴别】 干燥的块根，一般呈圆锥形而稍弯曲，形如乌鸦头。顶端平圆，中央常残留茎基或茎基的残痕，表面暗棕色或灰褐色，外皮皱缩不平，有时具短而尖的支根，习称"钉角"。质坚，难折断，断面灰白色，粉性，有曲折的环纹及筋脉小点。无臭，味辛辣而麻舌。

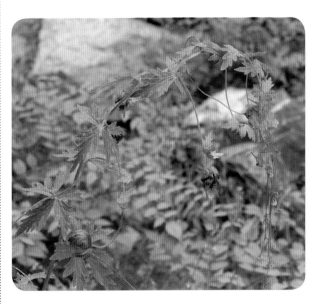

【炮　制】 制草乌：取净草乌，用凉水浸漂，每日换水2～3次，至口尝仅稍留麻辣感时取出，同甘草、黑豆加水共煮，以草乌熟透；内无白心为度，然后除去甘草及黑豆，晒至六成干，闷润后切片，晒干。

【性味功能】 味辛，性温。有大毒。有祛风除湿，温经止痛，麻醉的功能。

277

【主治用法】 用于风寒痹痛，关节疼痛，心腹冷痛，麻醉止痛。炮制后用，用量1.5～4.5克。

【现代研究】

1. 化学成分 乌头各部分含生物碱，其中主为乌头碱。乌头碱水解后生成乌头原碱、醋酸及苯甲酸。叶中还含肌醇及鞣质。

2. 药理作用 本品有镇痛、抗炎、镇静、解热、局麻作用。还有强心和降压作用。

【应 用】

同乌头。

§ 北乌头（草乌，草乌叶）

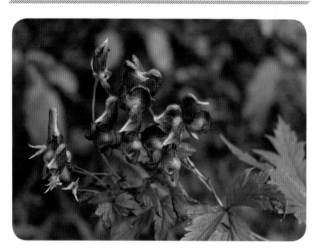

【基 源】 草乌为毛茛科植物北乌头的干燥块根；其叶为草乌叶。

【原 植 物】 别名：草乌、五毒根。多年生草本。块根倒圆锥形，暗黑褐色。茎下部叶具长柄，花时常枯萎。茎中部叶五角形，基部心形，3裂。花序分枝，小苞片线形。萼片5，紫蓝色，外面几无毛；上萼片盔形。花瓣2。雄蕊多数；心皮4～5。果。种子有膜质翅。花果期7～9月。

【生境分布】 生于山地、丘陵、林下。分布于河北、山东、山西、安徽、湖北、湖南、陕西、四川、贵州、云南等省区。

【采收加工】 草乌：秋季茎采挖，除去须根，干燥。

草乌叶：夏季叶茂，花未盛开时采收，除去杂质，干燥。

【性状鉴别】 部分地区作草乌用，同"瓜叶乌头"。

【炮 制】 同"瓜叶乌头"。

【性味功能】 味辛，性热。有大毒。有祛风除湿，散寒，温经止痛，去痰，消肿，麻醉的功能。草乌叶：有清热，解毒，止痛的功能。

【主治用法】 用于风寒湿痹，关节疼痛，心腹冷痛，寒疝作痛，麻醉止痛。用量1～1.2克。炮制后用。草乌叶用于热病发热，泄泻腹痛，头痛，牙痛。用量1～1.2克。

【现代研究】

1. 化学成分 同"瓜叶乌头"。

2. 药理作用 同"瓜叶乌头"。

【应 用】

1. 受寒吐泻，突然大汗、肢冷，虚脱：制草乌、干姜各6克，炙甘草4克。水煎服。

2. 心腹冷痛，食少便溏，畏寒肢冷，浮肿：制草乌、肉桂、干姜各3克，炒白术9克。水煎服。

§ 虎掌

【基 源】 本品为天南星科植物虎掌的干燥块茎。

【原 植 物】 别名：掌叶粳、狗爪粳。多年生草本。块茎扁圆球形，周围常生小球状块茎。叶常1～3片或更多，成丛生状；叶柄下部鞘状；叶片趾状分裂，裂片5～11，披针形或窄长椭圆形。佛焰苞绿色，管部长圆形，檐部稍内曲，长披针形，先端急尖，花序轴顶部附属器线形；雄花部分在上；雌花部分在下，与佛焰苞贴生，单侧着花。浆果卵圆形，黄白色，藏于佛焰苞内。花期6～7月。果期9～11月。

【生境分布】 生于林下、山谷、河岸或荒地草丛中。分布于河北、河南、山西、山东及长江以南等省区。

【采收加工】 秋、冬两季茎叶枯萎时采挖，除去须根及外皮，干燥。

【性状鉴别】 本品块茎呈扁平而不规则的类圆形，由主块茎及多数。附着的小块茎组成，形如虎的脚掌，直径1.5～5厘米。表面淡黄色或淡棕色，每一块茎中心都有一茎痕，周围有点状须根痕。质坚实而重，断面不平坦，色白，粉性。气微，味辣，有麻舌感。

【炮 制】 同东北南星。

【性味功能】 味苦、辛，性温。有毒。有燥湿化痰，祛风镇静，消肿的功能。

【主治用法】 用于咳嗽，口眼歪斜，半身不遂，癫痫惊风，破伤风。生用外治痈肿疮毒，蛇虫咬伤。用量一般炮制后用，3～9克；外用生品适量，研末以醋或酒调敷患处。

【现代研究】

1. 化学成分　虎掌的根、茎含多种生物碱和环二肽类化合物成分。

2. 药理作用　同东北南星。

【应　用】

1. 毒蛇咬伤：鲜虎掌，捣烂外敷患处。

2. 痈肿疮毒：虎掌适量，研末以醋或酒调敷患处。

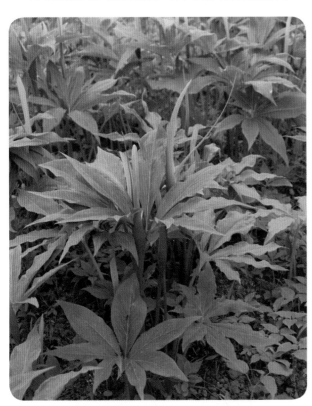

§ 一把伞南星（天南星）

【基　源】　天南星为天南星科植物一把伞南星的干燥块茎。

【原植物】　别名：山苞米、一把伞。多年生草本，块茎扁球形。放射状分裂，裂片7～20，轮生于叶柄顶端，披针形，末端长尾状，雌雄异株，肉穗花序生于叶柄鞘部；佛焰苞紫色或绿紫色，先端线形尾尖；肉穗花序轴先端附属器棍棒状；浆果红色；种子球形。花期5～8月，果期8～9月

【生境分布】　生于林下灌丛中或林下。除东北、内蒙古、新疆、山东、江苏、海南外。分布全国各省区。

【采收加工】　秋季采挖切片，晒干。有毒，加工时应带橡胶手套、口罩。

【性状鉴别】　本品块茎呈扁圆球形，直径2～5.5厘米，表面淡黄色至淡棕色，顶端较平，中心茎痕浅凹，四周有叶痕形成的环纹，周围有大的麻点状根痕，但不明显，周边无小侧芽。质坚硬，断面白色粉性。气微，味辣，有麻舌感。

【炮　制】　除去杂质，洗净，干燥。

【性味功能】　味苦、辛，性温；有毒。有祛风定惊，化痰，散结，消肿的功能。

【主治用法】　用于痰多咳嗽，卒中，面神经麻痹，半身不遂，口眼歪斜，破伤风，癫痫。炮制后用。用量3～9克。生用外治痈肿，疔疮肿毒，毒蛇咬伤。适量捣烂外敷。孕妇忌服。

【现代研究】

1. 化学成分　本品根茎含β-谷甾醇、多种氨基酸和无机微量元素。

2. 药理作用　同东北南星。

【应　用】

1. 类风湿性关节炎肿痛：生南星、老姜、生菖蒲各适量，捣烂敷患处。

2. 毒蛇咬伤，肿毒疮疖：鲜天南星，捣烂外敷。

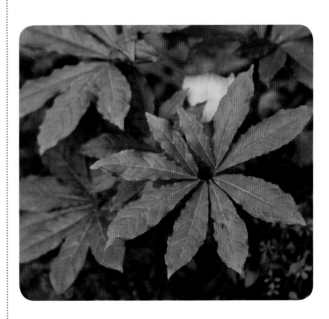

§ 东北南星（天南星）

【基　源】　天南星为天南星科植物东北南星的

279

干燥块茎。

【原植物】 别名：山苞米、天老星、南星。多年生草本，块茎扁圆近球形，周围有小侧芽。叶1片，趾状3或5分裂，全缘。肉穗花序从叶鞘中伸出，先端附属器棍棒状；佛焰苞圆筒状，绿色或带紫色而且具白色条纹，管部漏斗状；雌雄异株；雄花具柄；雌花的子房成倒卵形。浆果红色，种子卵形。花期4～6月。果期9月。

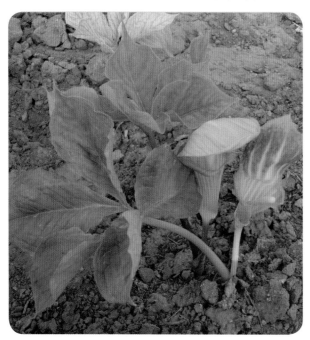

【生境分布】 生于林下、灌丛中阴湿处或山谷、沟边等。分布于东北、华北各地。

【采收加工】 河北农历8月中旬收获，过晚采收去皮困难。去净外皮，个大切片，晒干。天南星有毒，应带橡胶手套、口罩。

【性状鉴别】 本品块茎呈扁圆形，直径1.5～4厘米，中心茎痕大而稍平坦，呈浅皿状，环纹少，麻点状根痕细，排列不整齐，周围有微突出的小侧芽。气微，味辣，有麻舌感。

【炮 制】 除去杂质，洗净，干燥。

【性味功能】 味苦、辛，性温；有毒。有祛风定惊，化痰，散结，消肿的功能。

【主治用法】 用于痰多咳嗽，卒中，面神经麻痹，半身不遂，口眼歪斜，破伤风，癫痫。炮制后用。用量3～9克。生用外治痈肿，疔疮肿毒，毒蛇咬伤。适量捣烂外敷。孕妇忌服。

【现代研究】

1. 化学成分 本品根茎含β-谷甾醇以及多种氨基酸和无机微量元素，还含植物凝集素。

2. 药理作用 本品有抗惊厥、镇静、镇痛和抗肿瘤作用。其所含两种生物碱有不同程度的清除超氧阴离子自由基，抑制肝线粒体脂质过氧化反应等活性。

【应 用】 同一把伞南星。

6 异叶天南星（天南星）

【基 源】 天南星为天南星科植物异叶天南星的干燥块茎。

【原植物】 别名：独脚莲、狗爪半夏、南星。多年生草本。块茎近球形，上部扁平，常有侧生小球状块茎。叶常只1片；叶片鸟足状分裂，裂片11～19，倒披针形或长圆形，先端渐尖，基部楔形，全缘。佛焰苞喉部斜形，边缘稍外卷，檐部卵形或卵状披针形，有时下弯呈盔状；花序轴与佛焰苞分离；附属器细长，鼠尾状，绿白色，伸出佛焰苞外呈"之"字上升；浆果红色。花期4～5月，果期6～7月。

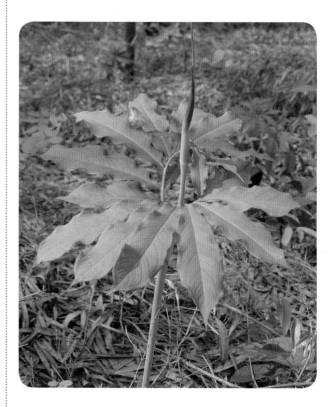

【生境分布】 生于林下、灌丛阴湿处。分布于全国大部分省区。

【采收加工】 秋季采挖。去茎叶、须根及外皮，个大者切片，晒干或用硫磺熏透后晒干。加工时应带橡胶手套、口罩。如发现皮肤红肿可用甘草水擦洗解毒。

【炮　制】　同东北南星。

【性味功能】　味苦、辛，性温，有毒。有祛风定惊，化痰，散结的功能。

【主治用法】　用于痰多咳嗽，卒中，面神经麻痹，半身不遂，口眼歪斜，破伤风，癫痫。炮制后用。用量3～9克。孕妇忌服。

【现代研究】

1. 化学成分　同东北南星。

2. 药理作用　同东北南星。

【应　用】

同一把伞南星。

§ 白附子

【基　源】　白附子为天南星科植物独角莲的块茎。

【原植物】　别名：禹白附、牛奶白附、红南星。多年生草本。块茎卵形、卵状椭圆形，叶基生，叶柄肉质肥大；叶戟状箭形或箭状戟形，长而大，全缘或波状。花序从块茎处生出，有紫色纵条斑纹；肉穗花序顶生，雌雄同株，中间为中性花，浆果卵圆形，红色。花期6～7月。果期8～9月。

【生境分布】　生于林下或山涧湿处。分布于河南、河北、山西、宁夏、陕西、甘肃、山东、湖南、等省。有栽培。

【采收加工】　秋季挖取块茎，撞去或用竹刀削去外皮，晒干。

【性味功能】　味辛、甘，性大温。有大毒。有祛风痰，逐寒湿，镇痉，止痛的功能。

【主治用法】　用于卒中，口眼歪斜，半身不遂，面神经麻痹，偏头痛，破伤风。用量3～4.5克，一般炮制后用，水煎服。外用于淋巴结结核，痈肿，适量捣烂。

【现代研究】

1. 化学成分　本品含β-谷甾醇、皂甙、肌醇、蛋白质、黏液质、草酸钙、蔗糖、胆碱以及棕榈酸、亚油酸及其相应的甘油酯。

2. 药理作用　本品有镇静、抗惊厥、抗炎、抗破伤风等作用。

【应　用】

1. 脑血管意外后口眼歪斜，半身不遂：制白附子6克，僵蚕4.5克，全蝎3克。水煎服。

2. 偏头痛和感冒所致头痛：白附子、天麻、胆南星、首乌、当归、生姜。水煎服。

3. 三叉神经痛：白附子、僵蚕、全蝎、白蒺藜、白芍。水煎服。

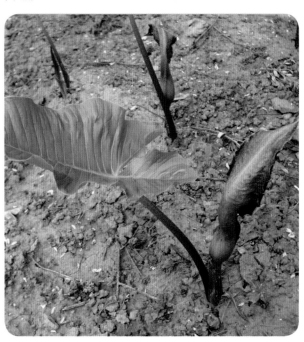

§ 半夏

【基　源】　本品为天南星科植物半夏的块茎。

【原植物】　别名：三叶半夏、三步跳、地雷公。多年生草本。块茎圆球形，叶柄下部及叶片基部生一白色或紫色珠芽。幼苗为单叶，卵状心形；2～3年生叶为3全裂，长椭圆形，先端锐尖，基部楔形，全缘。花单性同株；肉穗花序，先端附属器淡紫色，稍呈"之"字型弯曲，伸出佛焰苞外。浆果绿色。花期5～7月。果期8～9月。

【生境分布】　生于草地，田边、荒地。分布于全国大部分省区。

【采收加工】　夏、秋季均可采挖，撞掉外皮，水洗后，直接晒干。

【性状鉴别】　本品呈类球形，有的稍偏斜，直径1～1.5厘米。表面白色或浅黄色，顶端有凹陷的茎痕，周围密布麻点状根痕；下面钝圆，较光滑。质坚实，断面洁白，富粉性。无臭，味辛辣、麻舌而刺喉。

【炮　制】　清半夏：取净半夏，大小分开，用8%

白矾溶液浸泡至内无干心，口尝微有麻舌感，取出，洗净，切厚片，干燥。

姜半夏：取净半夏，大小分开，用水浸泡至内无干心时；另取生姜切片煎汤，加白矾与半夏共煮透，取出，晾至半干，切薄片，干燥。

【性味功能】　味辛、性温，有毒。有燥湿化痰、降逆止呕、消痞散结的功能。

【主治用法】　用于痰多咳喘，眩晕，恶心呕吐，胸脘痞闷，痹阻。用量3～9克。生用于治痈肿痰咳，须炮制；反乌头。

【现代研究】

1. 化学成分　本品块茎含挥发油，其中主成分为3-乙酰氨基-5-甲基异噁唑、茴香脑、榄香烯等，还含多种氨基酸、皂苷及少量多糖、脂肪、直链淀粉等。

2. 药理作用　本品有镇吐、镇咳、祛痰、抗菌、抗癌、抗早孕作用；对实验性室性心律失常和室性期前收缩有明显的对抗作用；有显著的抑制胃液分泌作用；对胃溃疡有显著的预防和治疗作用。

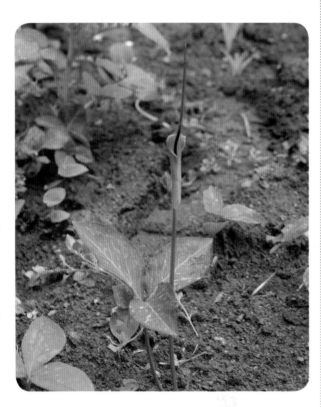

【应　用】

1. 急性消化不良呕吐，胃部胀闷：制半夏、茯苓各9克，生姜15克，水煎服。

2. 慢性气管炎、支气管炎：半夏、陈皮、茯苓、款冬、前胡、川贝。水煎服。

3. 皮癣，痈肿疮毒：生半夏，醋磨汁，外涂患处。

4. 毒蛇咬伤：鲜半夏。捣烂外敷患处。

6　七叶一枝花（重楼）

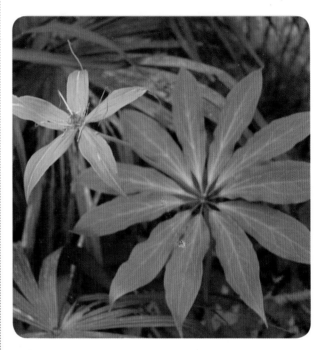

【基　源】　重楼为百合科植物七叶一枝花的根茎。

【原植物】　多年生草本。根肥厚圆柱形，黄褐色，粗糙，结节明显，生多数须根。茎直立，青紫色或紫红色，基部有1～3片膜质叶鞘包茎。叶5～8轮生茎顶，通常7片，叶倒卵状披针形或长圆状披针形，先端急尖或渐尖，基部楔形，全缘。单花从茎顶抽出；外轮花被片绿色，叶状；内轮花被片黄绿色，线形；花瓣丝状，常等长或长于萼片，上部非窄匙形。蒴果球形，黄褐色，瓣裂。种子多数，鲜红色，卵形。花期4～7月。果期8～11月。

【生境分布】　生于山坡林下或溪边阴湿处。分布于四川、贵州、云南、西藏等省区。

【采收加工】　夏、秋季采挖根茎，晒干或切片晒干。

【性状鉴别】　本品干燥根茎呈灰黄至灰褐色，圆柱形，略扁压，长4.5～8.5厘米，径2.5～3.5厘米，节结密生，呈盘状隆起，棕色鳞叶多已脱落，残留须根及其痕迹。茎基处下陷，时有灰白的残茎，周围密被棕色菲薄鳞叶。质坚实，不易折断。断面平坦，粉质，黄白色至浅灰黄色。气微，略有辣味。

【炮　　制】　除去杂质，洗净，润透，切薄片，晒干。

【性味功能】　味苦，性微寒。有小毒。有清热解毒，消肿止痛，解痉定惊的功能。

【主治用法】　用于咽喉肿痛，小儿惊风，白喉，痈疮，瘰疬，无名肿毒，毒蛇咬伤，腮腺炎。用量6～9克。

【现代研究】

1. 化学成分　本品根含七叶一枝花皂苷A，薯蓣皂苷元－3－O－α－L吡喃鼠李糖基（1→4）－β－D－吡喃葡萄糖苷，蚤休皂苷，蚤休皂苷 A、B，薯蓣皂苷，七叶一枝花皂苷C、D、E、F、G、H，蚤休甾酮，甲基原薯蓣皂苷，以及丙氨酸，天冬酰胺等多种氨基酸。

2. 药理作用　本品具有抗菌作用镇静、镇痛作用和平喘、止咳作用。

【应　　用】

1. 毒蛇咬伤，外伤出血：鲜重楼3克。研粉或酒醋磨汁敷处。

2. 流行性腮腺炎、疮毒：重楼适量，用醋磨汁，涂患处；另用6～9克，水煎服。

滇重楼（重楼）

【基　　源】　重楼为百合科植物滇重楼的根茎。

【原植物】　根茎较粗壮，节结明显。叶6～10片轮生，叶片厚纸质，披针形、卵状长圆形至倒卵形，外轮花被片披针形或长卵形，绿色，长3.5～6厘米；内轮花被片线形而略带披针形，黄色，长为外轮的1/2左右至近等长，中部以上宽2～6毫米；雄蕊8～10，花药长1～1.5厘米，花丝比花药短，药隔突出部分1～2毫米。花期6～7月，果期9～10月。

【生境分布】　生于山地林下或路旁草丛的阴湿处。分布于福建、湖北、湖南、广西、四川、贵州及云南等省区。

【采收加工】　秋季采挖，除去须根，洗净，晒干。

【性状鉴别】　本品根茎类圆形，多平直，直径1.2～6厘米，长4.5～12厘米。表面黄棕色，少数灰褐色，环节较稀疏；茎痕半圆形或扁圆形，不规则排列。质坚硬，不易折断，断面粉性。

【炮　　制】　除去杂质，洗净，润透，切薄片，晒干。

【性味功能】　味苦，性微寒。有小毒。有清热解毒，消肿止痛，熄风定惊的功能。

【主治用法】　用于疔肿痈肿，咽喉肿痛，毒蛇咬伤，跌打伤痛，惊风抽搐，流行性乙型脑炎，胃痛，阑尾炎，淋巴结结核，扁桃体炎，腮腺炎，乳腺炎等症。用量3～9克。外用适量，研末调敷。

【现代研究】

1. 化学成分　本品含多种甾体皂甙，为薯蓣皂甙元和偏诺皂甙元的二、三、四糖甙，另含β-蜕皮激素、胡萝卜甙等成分。

2. 药理作用　本品具有抗菌作用镇静、镇痛作用和平喘、止咳作用。

【应　　用】

同七叶一枝花。

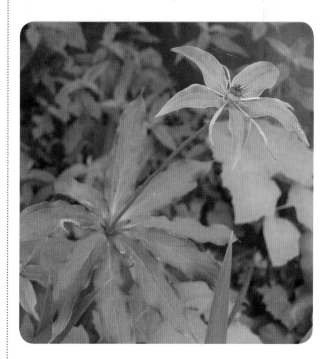

华重楼（重楼）

【基　　源】　重楼为百合科植物华重楼的根茎。

【原植物】　别名：七叶一枝花、草河车、七叶莲。多年生草本。根茎肥厚，黄褐色，结节明显，生须根。茎直立，基部带紫红色，有1～3片膜质叶鞘包茎。叶5～8，7枚轮生茎顶，纸质或膜质，长圆状披针形或倒披针形，先端渐尖，基部楔形。花黄绿色，花茎由茎顶抽出。花两性，被片叶状4～6；内轮花被片4～6，细线形，短于外轮花被片。蒴果球形，成熟时瓣裂；种子多数，有鲜红色多汁外种皮。花期5～7月。果期8～9月。

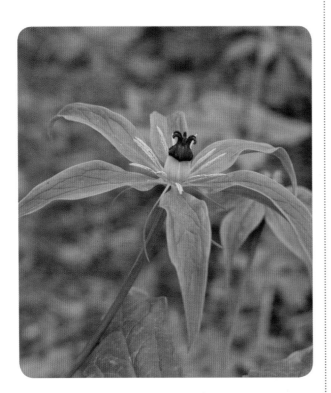

【生境分布】 生于林下或沟边的草丛阴湿处。分布于长江以南各地区。

【采收加工】 秋季采挖根茎，洗净泥沙，晒干或切片晒干。

【性状鉴别】 本品根茎类圆锥形，常弯曲，直径1.3～3厘米，长3.7～10厘米，顶端及中部较膨大，末端渐细。表面淡黄棕色或黄棕色，具斜向环节，节间长1.5～5毫米；上侧有半圆形或椭圆形凹陷的茎痕，直径0.5～1.1厘米，略交错排列；下侧有稀疏的须根及少数残留的须根；膨大顶端具凹陷的茎残基，有的环节可见鳞叶。质坚实，易折断，断面平坦，粉质，少数部分角质，粉质者粉白色，角质者淡黄棕色，可见草酸钙针晶束亮点。气微，味苦。

【炮　制】 除去杂质，洗净，润透，切薄片，晒干。

【性味功能】 味苦，性微寒。有小毒。有清热解毒，消肿止痛，熄风定惊的功能。

【主治用法】 用于疔疮痈肿，咽喉肿痛，毒蛇咬伤，跌打伤痛，惊风抽搐，流行性乙型脑炎，胃痛，阑尾

炎，淋巴结结核，扁桃体炎，腮腺炎，乳腺炎等症。用量3～9克。外用适量，研末调敷。

【现代研究】
1. 化学成分　蚤休甙、薯蓣皂甙，薯蓣皂甙元的3-葡萄糖甙、3-鼠李糖葡萄糖甙、3-鼠李糖阿拉伯糖葡萄糖甙和3-四糖甙等多种皂甙。
2. 药理作用　本品具有抗菌作用镇静、镇痛作用和平喘、止咳作用。

【应　用】
同七叶一枝花。

8　八角莲

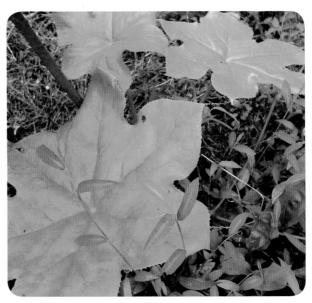

【基　源】 本品为小檗科植物八角莲的根状茎。

【原植物】 多年生草本植物。根状茎横走，粗壮，结节状，少分枝，须根粗壮。茎直立。茎生叶2片，在近茎顶处相接而生，叶柄盾状着生；叶片长圆形或近圆形，5～9浅裂，裂片宽三角状卵形，边缘有针状细齿。花5～8朵，簇生于2茎生叶柄交叉处，下垂；萼片6，卵状或椭圆状长圆形；花瓣6，紫红色，2轮排列，外轮3枚椭圆形，内轮3枚倒卵形，先端有皱波状纹。浆果近球形，黑色。花期5～6月。果期9～10月。

【生境分布】 生于山谷或山坡杂木林下阴湿处。分布于陕西、安徽、浙江、江西、福建、台湾、湖北、湖南、广西、广东、四川、云南、贵州、西藏等省区。

【采收加工】 夏、秋、冬均可采挖，洗净晒干或鲜用。

【性状鉴别】 根茎呈结节状，鲜时浅黄色，干后呈棕黑色；表面平坦或微凹，上有几个小的凹点，下面具环纹。须根多数，长达20厘米，径约1毫米，有毛，鲜时浅黄色，干后棕黄色。质硬而脆，易折断。根茎断面黄绿色，角质；根的断面黄色，中央有圆点伏中柱。气微，味苦。

【炮　制】 取根可根茎洗净泥沙，晒干，切断备用。亦可鲜用。

【性味功能】 味苦、辛，性温。有毒。有清热解毒，散结祛瘀，化痰和消肿的功能。

【主治用法】 用于毒蛇咬伤，跌打损伤，痈疮肿毒，淋巴结核，腮腺炎。用量3～10克。外用适量，研末调敷患处。

【现代研究】

1. 化学成分 本品根和根茎含抗癌成分鬼臼毒素和脱氧鬼臼毒素。此外，尚含金丝桃甙、槲皮素、山柰酚和谷甾醇。

2. 药理作用 本品根中提出的结晶性物质对离体蛙心有兴奋作用，能使其停于收缩状态；对兔耳血管有扩张作用；能抑制抑制离体兔肠、兴奋兔及豚鼠的离体子宫。

【应　用】

1. 肿毒初起：八角莲，加红糖或酒糟适量，共捣烂敷贴。日换2次。

2. 疔疮：八角莲6克，蒸酒服；并用须根捣烂敷患处。

3. 跌打损伤：八角莲9克，研细末，酒送服。每日2次。

9 射干

【基　源】 本品为鸢尾科植物射干的根茎。

【原植物】 别名：乌扇、蝴蝶花、老鸦扇。多年生草本。根茎横生，结节状，鲜黄色，生多数须根。茎直立，基部生叶，2列，嵌迭状排列，宽剑形，基部抱茎，全缘。伞房状聚伞花序顶生，叉状分枝；花桔黄色，散生暗红色斑点，花被6，2轮。蒴果倒卵形至长椭圆形，3瓣裂。种子黑色，有光泽。花期7～9月。果期8～10月。

【生境分布】 生于山坡、草原、及林缘处。分布于全国各地区。

【采收加工】 5～9月采挖根茎，除去茎叶及细根，晒干或烘干。

【性状鉴别】 本品干燥根茎呈不规则的结节状，长约3～10厘米，直径1～1.5厘米。表面灰褐色或有黑褐色斑，有斜向或扭曲的环状皱纹，排列甚密，上面有圆盘状茎痕，下面有残留的细根及根痕。质坚硬，断面黄色，颗粒状。气微，味苦。

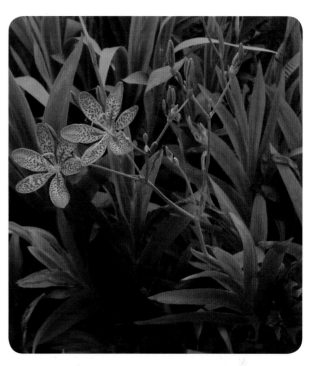

【炮　制】 除去杂质，洗净，润透，切薄片，干燥。

【性味功能】 味苦，性寒。有清热解毒，消炎，利咽，散血消肿的功能。

【主治用法】 用于咽喉肿痛，闭经，乳腺炎，恶性肿瘤等。外用于水田皮炎，跌打损伤等。用量3～9克。外用煎水洗或捣敷患处。

【现代研究】

1. 化学成分 本品含射干定、鸢尾甙、鸢尾黄酮甙、鸢尾黄酮等成分。

2. 药理作用 本品具有抗病原微生物作用，抗炎作用和解热作用。

【应　用】

1. 风热咳嗽，痰涎壅塞：射干、前胡、杏仁、贝母，水煎服。

2. 咽喉肿痛：射干9克，水煎服。或射干、山豆根各 6 克, 桔梗、金银花、玄参各 9 克。水煎服。

3. 病毒性咽喉炎: 射干 6 克。水煎服。

4. 水田皮炎: 射干, 食盐适量, 热温擦患部。

§ 鸢尾（川射干）

【基　源】　川射干为鸢尾科植物鸢尾的根茎。

【原植物】　别名: 紫蝴蝶、扁竹花、哈蛙七。多年生草本, 基部围有残留的膜质叶鞘及纤维; 根状茎粗壮, 二歧分枝, 斜伸, 须根较细而短。叶基生, 黄绿色, 宽剑形, 顶端渐尖或短渐尖, 基部鞘状。花蓝紫色; 外花被裂片圆形或宽卵形, 外折, 具深色网纹。中脉上有鸡冠状附属物及白色鬃毛, 附属物边缘裂; 内花被裂片椭圆形, 花盛开时向外平展, 爪部突然变细; 蒴果长椭圆形或倒卵形, 成熟时沿室背自上而下 3 瓣裂; 种子黑褐色, 梨形, 无附属物。花期 4～5 月, 果期 6～8 月。

【生境分布】　生于向阳坡地、林缘及水边湿地。分布于山西、安徽、江苏、浙江福建、湖北、湖南、江西、广西、陕西、甘肃、云南、四川、贵州, 西藏也有。

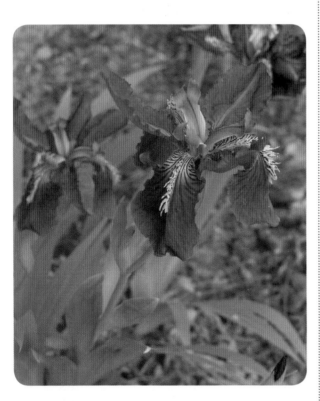

【采收加工】　夏秋采收。洗净泥茎叶须根土, 晒干。

【性状鉴别】　本品呈扁圆柱形, 表面灰棕色, 有节, 节上常有分歧, 节间部分一端膨大, 另一端缩小, 膨大部分密生同心环纹, 愈近顶端愈密。

【性味功能】　味辛苦, 性寒, 有毒。有消积, 破瘀, 行水, 解毒功能。

【炮　制】　除去须根, 晒干。切段备用。

【主治用法】　用于食滞胀满, 臌胀, 肿毒, 痔瘘, 跌打损伤。用量 0.9～3 克, 体虚者慎服。

【现代研究】

1. 化学成分　本品含鸢尾黄酮甙, 鸢尾黄酮新甙 A、B, 香荚兰己酮二葡萄糖甙, 尚含维生素、恩比宁等成分。

2. 药理作用　本品具有消炎作用。

【应　用】

1. 食积饱胀: 川射干 3 克。研细, 用白开水吞服。

2. 喉症, 食积、血积: 川射干 3 克。煎服。

3. 跌打损伤: 川射干 3～9 克。研末或磨汁, 冷水送服。

§ 玉簪

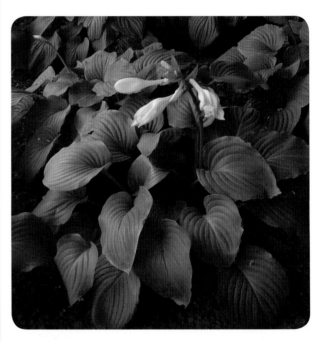

【基　源】　本品为百合科植物玉簪的全草。

【原植物】　多年生草本。根状茎粗壮, 下生多数须根。叶基生成丛, 通常无翅; 叶片卵形至心状卵形, 先端急尖, 基部心形, 脉多条平行纵列, 明显。花大, 白色芳香, 花葶超叶, 下部具叶状苞片 1 片; 总状花序顶生;

286

花梗基部常有膜质大小苞片各1片,花被管状漏斗形,裂片短于管部,近直立或稍外展。蒴果细长。花期夏秋季。

【生境分布】 生于阴湿地,多见于人工栽培。南方各省区有少数野生,其他地区均为栽培。

【采收加工】 全草四季可采,多为鲜用。花多在夏季含苞待放时采取,阴干备用;根秋后采挖为宜,鲜用或晒干备用。

【性状鉴别】 叶根生;叶柄长20～40厘米;叶片卵形至心状卵形,长15～25厘米,宽9～15.5厘米。1枚膜质的苞片状叶,后者长4～6厘米,宽1.5～2厘米。总状花序,花梗长1.2～2厘米,基部具苞片,苞片长2～3厘米,宽1～1.2厘米;花白色,芳香,花被筒下部细小,长5～6厘米,直径2.5～3.5厘米,花被裂片6,长椭圆形,长3.5～4厘米,宽约1.2厘米;雄蕊下部与花被筒贴生,与花被等长,或稍伸出花被外;子房长约1.2厘米;花柱常伸出花被外。蒴果圆柱形,长6厘米,直径1厘米。

【炮 制】 采收,洗净,鲜用或晾干。

【性味功能】 味甘,性凉。有毒。有热解毒,清咽喉热,凉血止血,止咳,利尿,通经的功能。

【主治用法】 根:外用治乳腺炎,中耳炎,颈淋巴结结核,疮痈肿毒,烧烫伤。叶:外用治下肢溃疡。花:用于治咽喉肿痛,小便不利,痛经;外用治烧伤。用量3～6克。鲜品适量捣烂敷患处,或捣烂取汁滴耳中。

【现代研究】

1. 化学成分 本品含有甾体皂苷类,黄酮类,生物碱类成分。

2. 药理作用 本品具有镇痛作用和抗炎作用。

【应 用】

1. 烧伤:玉簪花500克,香油2000克,浸泡两个月,取油备用。清洁疮面后,用消毒棉球蘸油涂患处。

2. 颈淋巴结结核:玉簪花根捣烂成泥,贴敷患处。

6 凤仙花（急性子）

【基 源】 急性子为凤仙花科植物凤仙花的干燥成熟种子。

【原植物】 别名:指甲花。一年生草本。茎肉质,节部带紫红色。叶互生,披针形,先端渐尖,基部楔形,边缘有尖锐锯齿。花腋生,基部有长距,花瓣5,红色、

粉红色、白色或紫红色。蒴果椭圆形,有白色短绒毛,果皮有弹力,果熟时开裂,弹出种子。种子多数,稍扁球形,赤褐色或棕色,粗糙而有短条纹。花期7～9月。果期9～10月。

【生境分布】 多栽培观赏。全国各地均有栽培。

【采收加工】 9～10月果实成熟前采收未开裂的果实,晒干,打出种子。

【性状鉴别】 本品呈不规则形,多皱缩,长约1厘米,淡棕黄色,有纤细的花柄。花萼2片,长三角形,长约2毫米。花瓣多破碎,其中1瓣基部延长成弯曲的细管。质软。气微,味微酸。

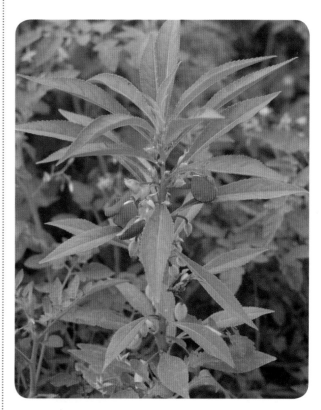

【炮 制】 将原药除去杂质,筛去灰屑。

【性味功能】 味微苦,性温。有小毒。有软坚消积,活血通经的功能。

【主治用法】 用于经闭,难产,腹部肿块,骨硬咽喉,噎膈。用量6～9克。孕妇忌服。

【现代研究】

1. 化学成分 本品花含各种花色甙。又含山奈酚、槲皮素以及一种萘醌成分(可能是指甲花醌)。

2. 药理作用 本品煎剂对金黄色葡萄球菌、溶血性链球菌、绿脓杆菌、伤寒杆菌和痢疾也有不同的抑制作用。

【应 用】

1. 催产：急性子1.5克。研末，温开水冲服。

2. 丝虫病，淋巴管炎：急性子1.5克，蜈蚣、苍术各1.2克，蛇蜕3克。研末，温开水送服。

3. 消化道癌：急性子、石风穿、半枝莲各30克，红枣10枚。水煎服。

4. 经闭，痛经：急性子3克。研末，制蜜丸，当归9克，水煎服。

⑤ 羊踯躅（闹羊花，八厘麻）

【基　源】　闹羊花为杜鹃花科植物羊踯躅的花，八厘麻为其果实。

【原植物】　落叶灌木。叶互生，长椭圆形至披针形，全缘，边缘具缘毛。伞形总状花序，花冠，金黄色，先端5裂，上面1片大，有淡绿色斑点；雄蕊5，花药孔裂，花丝稍伸出花冠之外。蒴果长椭圆形，深褐色。花期4～5月，果期6～7月。

【生境分布】　生于丘陵灌木丛中。全国大部分地区有栽培。

【采收加工】　4～5月花盛开时采收，鲜用或晒干。秋季摘果，晒干。

【性状鉴别】　本品花多皱缩。花梗灰白色，长短不等。花萼5裂，边缘有较长的细毛。花冠钟状，5裂，顶端卷折，表面疏生短柔毛，灰黄色至黄褐色。雄蕊较花冠为长，弯曲，露出花冠外，花药棕黄色，2室，孔裂，花萼及花梗也常除去。气微.味微苦。

【炮　制】　净制，晒干，除去杂质及花梗。

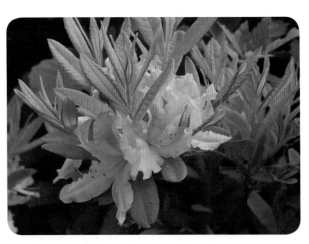

【性味功能】　花味辛，性温，有大毒；有祛风除湿，散瘀定痛，杀虫的功能。果味苦，性温。有大毒；有搜风止痛，止咳平喘的功能。

【主治用法】　花用于风湿痹痛，皮肤顽癣，龋齿痛。果用于跌打损伤，风湿关节痛。用量0.6～1.2克。

【现代研究】

1. 化学成分　本品含梫木毒素即木藜芦毒素Ⅰ或杜鹃花毒素，石楠素，羊踯躅素Ⅲ、日本杜鹃素Ⅲ即日本羊踯躅素Ⅲ、闹羊花毒素Ⅲ或八厘麻毒素Ⅲ），木藜芦毒素Ⅲ及山月桂萜醇等成分。

2. 药理作用　本品具有镇痛作用、降低血压、减慢心率作用，并具有杀虫作用。

【应　用】

1. 皮肤顽癣、疥癣：闹羊花，捣烂搽敷患处。

2. 龋齿痛：闹羊花，煎水含漱。

3. 跌打损伤：八厘麻、地鳖虫、制元胡各30克，红花6克，姜半夏18克，制成片剂，温开水送服。

附注：羊踯躅的根、茎叶亦供药用。风湿关节痛：鲜羊踯躅根适量，捣烂，炖熟加红酒敷患处。

⑤ 芫花

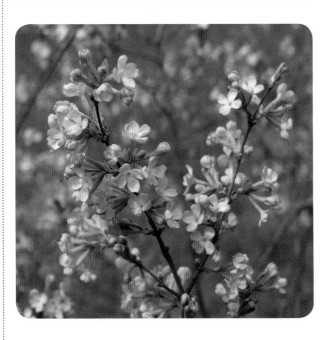

【基　源】　本品为瑞香科植物芫花的花蕾。

【原植物】　别名：南芫花、闷头花。落叶灌木。枝条稍带紫褐色，幼时有绢状柔毛。叶对生，偶为互生，椭圆形至长椭圆形，稍革质，全缘，先端尖，叶柄短，密布短柔毛。花先叶开放，淡紫色，3～7簇生于顶端叶腋。

核果革质，白色。花期3～4月。

【生境分布】 生于路旁，山坡，或栽培于庭园。分布于河北、陕西、河南、山东、安徽、福建、浙江、江苏、湖北、湖南、四川等省区。

【采收加工】 春季4月当花未开放前采摘花蕾，拣去杂质，晒干或烘干，炮制后用。

【性状鉴别】 本品花蕾呈棒槌状，稍压扁，多数弯曲，常3～7朵簇生于一短柄上，基部有1～2片密被黄色绒毛的苞片。花被筒表面淡紫色或灰绿色，密被白色短柔毛，先端4裂，裂片卵形。质软。气微，味微辛。

【炮 制】

芫花：拣净杂质，筛去泥土；

醋芫花：取净芫花，加醋拌匀，润透，置锅内用文火炒至醋吸尽，呈微黄色，取出，晾干。

【性味功能】 味辛、苦，性温，有毒。有泻下逐水，祛痰解毒的功能。

【主治用法】 用于痰饮癖积，喘咳，水肿，胁痛，心腹症结胀痛，痈肿、肺癌结块。用量1.5～3克，水煎或入丸、散。

【现代研究】

1. 化学成分 本品含有二萜原酸酯类化合物：芫花酯甲，芫花酯乙，芫花酯丙等；黄酮类化合物：芫花素3'-羟基芫花素，即木犀草素-7-甲醇，芫根甙；挥发油：大量脂肪酸、棕榈酸、油酸和亚油酸等成分。

2. 药理作用 本品具有利尿作用，镇咳、祛痰作用，抗惊厥作用、抗菌作用，抗生育作用和抗白血病作用。

【应 用】

1. 肝硬化腹水，肾炎水肿：醋炒芫花。水煎服。或配白蜜煎服。

2. 冻疮：芫花、甘草。水煎，外洗。

5 荛花

【基 源】 本品为瑞香科落叶灌木荛花的干燥花朵。

【原植物】 落叶灌木，高30～90厘米。枝细长，小枝有灰色或淡黄色柔毛，叶互生或对生；叶柄长约3毫米，被柔毛；叶片长圆状披针形，长2.5～7.5厘米，宽1.5～2.5厘米，先端急尖，基部阔楔形，全缘，上面绿色，近无毛或疏生短柔毛，下面灰绿色，密生柔毛，叶

脉隆起。花黄色，成顶生或腋生穗状花序，或再合成圆锥花序，被柔毛；花被管长6～8毫米，先端4裂，裂片钝尖；花盘鳞片状线形；雄蕊8，二轮，花丝短，子房上位，花柱短，柱头球形。核果窄卵圆形，黑色，有丝状毛。花期5～6月，果期6～7月。

【生境分布】 生长于山地石壁隙缝或山坡沟边较潮湿地区外，也有栽培者。分布于湖南、湖北、江西等地。

【采收加工】 4～5月花未开放前采摘。阴干或烘干。

【性状鉴别】 花冠黄色，穗花序顶生或腋生，被细毛，无花瓣，花萼管长6～8毫米，先端4裂，裂片钝尖；花盘鳞片状线形。核果窄卵圆形，黑色。

【性味功能】 味辛、苦，性寒；有毒。有通经活络，祛风除湿，收敛的功能。

【主治用法】 用于跌打损伤，筋骨疼痛，腮腺炎，乳腺炎，淋巴腺炎。2.4～4.5克，煎汤；或入丸、散服。

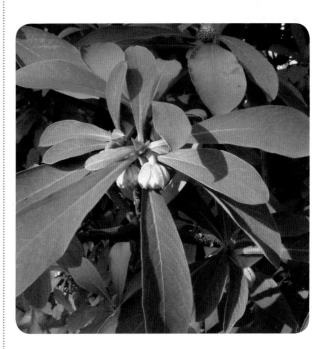

【应 用】

1. 肿及支满癖饮：荛花、芫花各25克，甘草、大戟、甘遂、大黄、黄芩各50克，大枣10枚，上八味，细切，以水5升，煮成1升6合，分四服，空心服，以快下为度。

2. 腹中积聚邪气、寒气，消谷：荛花、甘遂、芫花、桂心、巴豆、杏仁、桔梗各一份，上七味，荛花、芫花熬令香，巴豆、杏仁去皮熬令变色，分捣，下细筛，捣合丸，以白蜜捣万杵，服如小豆一丸，日三行，服之。

【注意】 体虚无积及孕妇忌服。

§ 毛茛

【基　源】 本品为毛茛科植物毛茛的全草或根。

【原 植 物】 多年生草本，全株有白色长毛。根须状，多数。基生叶有长柄，近五角形，基部心形，3深裂，中央裂片宽菱形或倒卵形，3浅裂，边缘疏生锯齿，侧生裂片不等2裂；茎中部叶有短柄；上部叶无柄，3深裂，裂片线状披针形，上端浅裂成数齿。花序有数花或单生；萼片5，淡绿色，船状椭圆形，外生柔毛；花瓣5，黄色，基部有蜜槽。聚合果近球形。花期4～5月。果期7～8月。

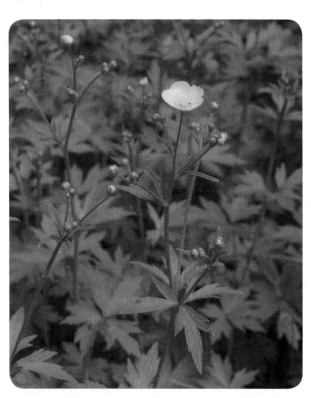

【生境分布】 生于山野、田间、路旁、溪涧、水沟或山坡草地。分布于全国大部分地区。

【采收加工】 夏、秋采集，洗净，切段，晒干或鲜用。

【性状鉴别】 本品茎与叶柄均有伸展的柔毛。叶片五角形，长达6厘米，宽达7厘米，基部心形。萼片5，船状椭圆形，长4～6毫米，有白柔毛；花瓣5，倒卵形，长6～11毫米。聚合果近球形，直径4～5毫米。

【性味功能】 味辛，性温，有毒。有利湿，退黄，消肿，止痛，截疟，杀虫的功能。

【主治用法】 用于黄疸，肝炎，哮喘，风湿关节痛，恶疮，牙痛。一般仅作外用，适量，外敷穴位。

【现代研究】

1. 化学成分　全草含原白头翁素及其二聚物白头翁素。

2. 药理作用　本品有抗菌和抗组胺作用。

【应　用】

1. 慢性血吸虫病：毛茛研粉压片，口服。

2. 风湿性关节痛、关节扭伤：毛茛，研碎，捣烂外敷。

3. 淋巴结结核：鲜毛茛捣烂，敷患处。

4. 风火牙痛：鲜毛茛，捣烂放于患牙对侧的耳尖部，10分钟左右取下。

§ 牛扁

【基　源】 本品为毛茛科植物牛扁的干燥根。

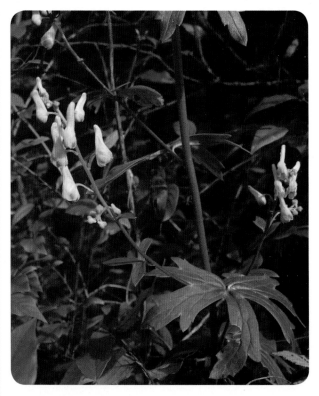

【原 植 物】 别名：曲芍、扁桃叶根、翻叶莲。多年生草本，有直根。茎有反曲的短柔毛。基生叶1～5片，和下部茎生叶有长柄；叶圆肾形，两面有短伏毛，三全裂，中央裂片菱形，在中部3裂，二回裂片有窄卵形小裂片。总状花序，密生反曲的短柔毛；萼片5，花瓣状，黄色，花瓣 2，有长爪；雄蕊多数；心皮 3，离生。果长约 8 毫米。花期 8 ～ 9 月，果期 9 ～ 10 月。

【生境分布】 生于山地林中或林边草地。分布于河北、山西、陕西、山西、甘肃等省。

【采收加工】 春、秋采挖根，洗净晒干。

【性状鉴别】 本品根圆锥形，大 10 ～ 15 厘米，中部直径 2 ～ 4 厘米。表面暗棕色，外皮脱落处深棕色，粗糙，略显网纹；根头部常有多数根茎聚生，其下根分数股，每股有几个裂生根，互相扭结成辫子状。质轻而松脆，易折断，断面不平坦，木心淡黄褐色。气微，味苦、微辛。

【性味功能】 味苦，性温。有毒。有祛风止痛，止咳，平喘，化痰的功能。

【主治用法】 用于慢性支气管炎，腰脚痛，关节肿痛；外用于疥癣，淋巴结结核。用量 3 ～ 6 克。外用适量。

【现代研究】

1. 化学成分 本品根含刺乌头碱、毛茛叶乌头碱、牛扁碱、北方乌头碱、北方乌头定碱、牛扁宁碱、牛扁定碱等。

2. 药理作用 暂无。

【应 用】

1. 风湿性关节炎、类风湿关节炎、腰腿痛：牛扁，研末，白酒浸 2 日，擦涂患处。

2. 疥癣：牛扁适量，水煎，洗敷患处。

3. 慢性支气管炎：牛扁 6 克，炙甘草 4 克。水煎服。

9 海芋

【基 源】 本品为天南星科植物海芋的茎及根茎。

【原植物】 多年生草本。根茎肉质，圆柱状，黑褐色。具残留叶痕成环状节纹，基部生不定芽。叶极大，叶柄下部粗大抱茎；叶片箭状卵形，先端短尖，基部心状箭形，边缘浅波状，花序柄 2 ～ 3，丛生，圆柱形；佛焰苞管部长圆卵形或卵形，黄绿色，肉穗花序短于佛焰苞；顶端附属器圆锥状，先端钝。浆果红色，卵圆形。花期 4 ～ 5 月。果期 6 ～ 7 月。

【生境分布】 生于村边、沟边或林下阴湿地。分布于江西、福建、台湾、湖南、广东、广西、四川、贵州、云南等省区。

【采收加工】 全年可采，去掉外层粗皮，切片，晒干或鲜用。

【性状鉴别】 干燥的根茎，呈椭圆形、长椭圆形或圆柱形，大小不一，长者可达 90 厘米，直径 3 ～ 6 厘米或更粗。有时可见未除尽的栓皮及环状的节和圆形的根痕。质坚实，横断面白色粉质，维管束呈淡黄色点状散在，内皮层环清晰。气微，味淡，嚼之发麻刺喉。

【炮 制】 采集，去外层粗皮，切片，以清水浸漂 6 ～ 7 天，多次换水，取出晒干或鲜用。

【性味功能】 味辛，性寒；有大毒。有杀虫，清热解毒，消肿散结，祛风，理气的功能。

【主治用法】 用于淋巴结核，流行性感冒，肺结核。用量 9 ～ 30 克；外用虫蛇咬伤，疥癣。

【现代研究】

1. 化学成分 本品含维生素 B_1、B_2，山芋碱，烟酸，抗坏血酸，去氢抗坏血酸，胆甾醇，菜油甾醇，豆甾醇，β 谷甾醇，岩藻甾醇，胡萝卜素，草酸钙，三半乳糖基二甘油酯，糖脂，磷脂，亚油酸，棕榈酸，亚麻酸，油酸等成分。

2. 药理作用 本品具有抗炎作用，临床上组方可用治慢性萎缩性鼻炎、狂犬病或肺结核等疾病。

【应 用】

1. 肺结核：鲜海芋 500 克，加水 5 千克，久煎浓缩至 0.5 千克，加糖。每次服 10 ～ 15 毫升，每日 3 次。

2. 鼻咽癌咽喉部放射性黏膜炎：鲜海芋 120 克去皮，以布袋包裹，吊离锅底，文火蒸 2 小时以上。

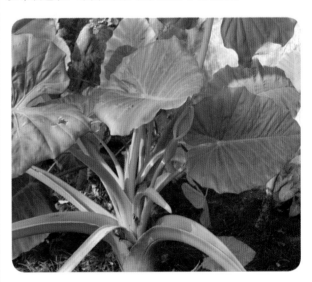

291

9 菟丝子

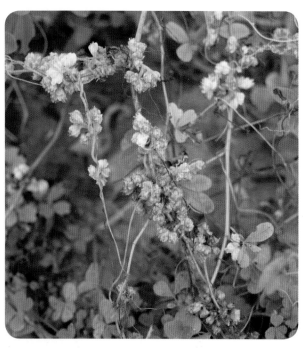

【基　源】　本品为旋花科植物菟丝子的干燥成熟种子。

【原植物】　别名：豆寄生、无根草。缠绕一年生寄生植物。纤细，黄色，无叶。花簇生，苞片鳞片状；花萼杯状，5裂，花冠白色，长于蒴果，壶状或钟状，顶端5裂，裂片向外反曲；花柱2。蒴果，近球形，全为宿存花冠包围，成熟时整齐周裂。种子淡褐色，粗糙。花期7～8月，果期8～9月。

【生境分布】　寄生于豆科、菊科、藜科等植物上。各地均有分布。

【采收加工】　秋季果实成熟时，采收种子，晒干。

【性状鉴别】　本品种子类圆形或卵圆形，腹枝线明显，两侧常凹陷，长径1.4～1.6毫米，短径0.9～1.1毫米。表面灰棕色或黄棕色，微粗糙，种喙不明显；有分布不均匀的白色丝状条纹；种脐近圆形，位于种子顶端。种皮坚硬，不易破碎，用沸水浸泡，表面有粘性，煮沸至种皮破裂，露出黄白色细长卷旋状的胚，称吐丝。除去种皮可见中央为卷旋3周的胚，胚乳膜质套状，位子胚周围。气微，味微苦、涩。

【炮　制】

菟丝子：过罗去净杂质，洗净，晒干。

盐菟丝子：取净菟丝子，照盐水炙法炒至微鼓起。

【性味功能】　味辛、甘，性平。有滋补肝肾，固精缩尿，安胎，明目的功能。

【主治用法】　用于阳痿遗精，尿频，腰膝酸软，目昏耳鸣，肾虚胎漏，胎动不安，止泻。外治白癜风。用量6～12克。

【现代研究】

1. 化学成分　本品含槲皮素，紫云，金丝桃甙及槲皮素-3-0-β-D-半乳糖-7-0-β-葡萄糖甙等成分。

2. 药理作用　本品具有保肝助阳和增强性活力作用，能增加非特异性抵抗力，尚具有抗肿瘤、抗病毒、抗炎、抗不育、致泻、及抑制中枢神经系统的作用。

【应　用】

1. 肾虚腰背酸痛，阳痿，遗精，遗尿，小便频数：菟丝子、桑螵蛸、金樱子各9克，五味子3克。水煎服。

2. 肝肾虚，眼常昏暗，迎风流泪：菟丝子、熟地黄、车前子等量，研细末，吞服。白内障：菟丝子、车前子、女贞子、桑椹子各15克。水煎服。

3. 慢性肾炎：菟丝子、覆盆子、狗脊、党参、黄芪、首乌、黄精、车前草、旱莲草、炙甘草。水煎服。

ᖰ 南方菟丝子（菟丝子）

【基　源】　菟丝子为旋花科植物南方菟丝子的干燥成熟种子。

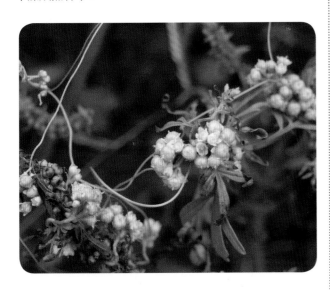

【原植物】　别名：小菟丝子。与菟丝子外形上极相似。主要分别：花通常簇生或球状，花冠白色，短于宿果，近花冠基部鳞片小，先端2裂；花柱2，柱头头状，不伸长；果熟时蒴果仅下半部被宿花冠包围；蒴果不规则开裂。

【生境分布】　多寄生于豆科、菊科、藜科等草本植物上。分布很广，主产于山东。

【采收加工】　秋季果实成熟时，采收晒干。

【性状鉴别】　本品种子呈卵圆形，腹棱线不明显，表面淡褐色至棕色，一端有喙状突出并偏向一侧。种皮坚硬，不易破碎，用沸水浸泡，表面有粘性，煮沸至种皮破裂，露出黄白色细长卷旋状的胚，称吐丝。除去种皮可见中央为卷旋3周的胚，胚乳膜质套状，位子胚周围。气微，味微苦、涩。

【炮　制】

菟丝子：过罗去净杂质，洗净，晒干。

盐菟丝子：取净菟丝子，照盐水炙法炒至微鼓起。

【性味功能】　味甘、辛，性平。有滋补肝肾，明目，益精，安胎的功能。

【主治用法】　用于目昏，耳鸣，腰膝酸软，阳萎遗精，尿频余沥，肾虚胎漏，胎动不安。外治白癜风。用量6～12克。

【现代研究】

1. 化学成分　本品含有生物碱树脂甙、糖类等成分。

2. 药理作用　本品具有保肝助阳和增强性活力作用，能增加非特异性抵抗力，尚具有抗肿瘤、抗病毒、抗炎、抗不育、致泻、及抑制中枢神经系统的作用。

【应　用】

同菟丝子。

ᖰ 金灯藤（菟丝子）

【基　源】　菟丝子为旋花科植物金灯藤的种子。

【原植物】　别名：大菟丝子。一年生寄生草本。茎较粗壮，黄白色，常带紫红色瘤状斑点，无叶。花序穗状，苞片鳞片状，顶端尖；花萼碗状，5裂，顶端尖；花冠钟状，绿白色，5浅裂，裂片卵状三角形；雄蕊5，花药卵圆形，花丝无或几无；鳞片5，矩圆形，边缘流苏状；子房二室，花柱长，合生为一，柱头2裂。蒴果长卵圆形，近基部盖裂；种子1～2个，光滑，褐色。

【生境分布】　寄生于草本植物上。分布于我国南北各省区。

【采收加工】　秋季种子成熟时与寄主一同割下晒干，打下种子，去杂质。

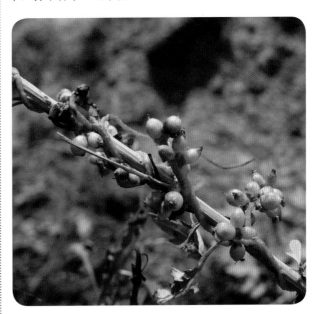

【性状鉴别】　干燥茎多缠绕成团，呈棕黄色，常具紫红色小瘤状斑点，圆柱形，柔弱。叶鳞片状，三角形，长约2毫米，多已脱落。短穗状花序，有分枝；花多数簇生，卷缩成小球形，花萼具紫红色疣状斑点。带有卵圆形或扁球形果实，光滑，淡褐色或黄棕色。气微，味微苦。

293

以干燥、色黄棕、无杂质者为佳。

【性味功能】　味甘、辛，性平。有滋补肝肾，固精缩尿，安胎，明目的功能。

【主治用法】　用于阳痿遗精，尿频，腰膝酸软，目昏耳鸣，肾虚胎漏，胎动不安，止泻。外治白癜风。用量 6 ～ 12 克。

【现代研究】

1. 化学成分　金灯藤的干燥成熟种子中，所含化学成分以有机酸为主。

2. 药理作用　暂无。

【应　用】

同菟丝子。

§ 五味子

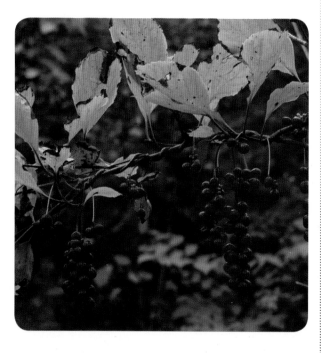

【基　源】　本品为栏科植物五味子的干燥成熟果实。

【原植物】　别名：辽五味、北五味子、山花椒。多年生落叶木质藤木。单叶互生，叶片薄，稍膜质，边缘有腺状细齿。花单性，雌雄异株，生于叶腋，花梗细长而柔弱；花被 6 ～ 9 片，乳白色或黄色，芳香。穗状聚合果，肉质浆果球形，紫红色。种子肾形，淡橙色，有光泽。花期 5 ～ 6 月，果期 8 ～ 9 月。

【生境分布】　生于山坡杂木林下，常缠绕在其他植物上。分布于东北及河北、山西、内蒙古、陕西等省区。

【采收加工】　秋季果实成熟时采摘，晒干或蒸后晒干。

【性状鉴别】　北五味子：呈不规则的球形或扁球形，直径 5 ～ 8 毫米。表面红色、紫红色或暗红色，皱缩，显油润，有的表面呈黑红色或出现"白霜"。果肉柔软，种子 1 ～ 2，肾形，表面棕黄色，有光泽，种皮薄而脆。果肉气微，味酸；种子破碎后，有香气，味辛、微苦。

南五味子：粒较小，表面棕红色至暗棕色，干瘪、皱缩，果肉常紧贴种子上。

【炮　制】

五味子：除去杂质。用时捣碎。

醋五味子：取净五味子，照醋蒸法蒸至黑色。用时捣碎。表面乌黑色，油润，稍有光泽。果肉柔软，有黏性。种子表面棕红色，有光泽。

【性味功能】　味酸，性温。有收敛固涩，益气生津，补肾宁心的功能。

【主治用法】　用于肺虚咳喘，久泻不止，自汗，盗汗，津伤口渴，短气脉虚，心悸失眠及无黄疸型肝炎等症。用量 1.5 ～ 6 克。

【现代研究】

1. 化学成分　北五味子主含挥发油、有机酸、鞣质、维生素、糖及树脂等。种子挥发油中的主要成分为五味子素。

2. 药理作用　本品对神经系统各级中枢均有兴奋作用；有镇咳和祛痰作用；能利胆，降低血清转氨酶，对肝细胞有保护作用。还具有降压、提高免疫、抗氧化、抗衰老、抗菌等作用。

【应　用】

1. 老年慢性气管炎，肺气肿，支气管扩张：五味子、干姜。水煎服。

2. 慢性肝炎：五味子、茵陈、大枣，制蜜丸。或五味子制蜜丸。

3. 耳源性眩晕、失眠：五味子、酸枣仁。水煎服。

4. 自汗盗汗，遗滑精，肝炎：五味子、牡蛎各 12 克，金樱子、桑螵蛸各 9 克。水煎服。

§ 华中五味子（五味子）

【基　源】　五味子为栏科植物华中五味子的成

熟果实。

【原植物】 别名：南五味子。落叶木质藤本；枝细长，圆柱形，红褐色，无毛，有皮孔。叶互生，稍厚，倒卵形、椭圆形或卵状披针形，边缘有疏锯齿；两面绿色。花单性，雌雄异株，单生或1～2生于叶腋，橙黄色；花被片5～9，排成2～3轮；雄蕊10～15，着生于肉质蕊柱上；雌蕊群近球形，心皮多数。聚合果，浆果近球形，红色，肉质；种子肾形。花期4～5月。果期8～9月。

【生境分布】 生于向阳旷地、灌丛中，路边及溪边沟谷沿岸。分布于山西、陕西、甘肃华中和西南各省区。

【采收加工】 秋季果实成熟尚未脱落时采摘，除去果枝及杂质，晒干。

【性状鉴别】 本品果实呈不规则形，较小，直径2～5毫米；表面暗红色或棕褐色，果皮肉质较薄，无光泽，内含种子1～2粒。种子肾形，表面黄棕色，略呈颗粒状。

【炮　制】 同五味子。

【性味功能】 味酸，性温。有收敛固涩，益气生津，补肾宁心的功能。

【主治用法】 用于肺虚咳喘，梦遗滑精，津亏口渴，神经衰弱，久泻不止，自汗盗汗，津伤口渴，无黄疸型肝炎，心烦失眠等症。用量1.5～6克。水煎服或入丸散用。

【现代研究】

1. 化学成分　本品种子含五味子甲素A，五味子酯甲、乙、丙、丁、等。

2. 药理作用　同五味子。

【应　用】

同五味子。

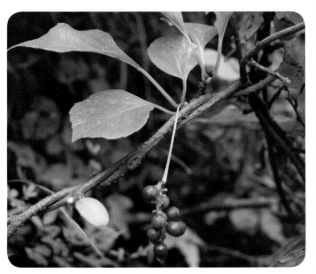

6 掌叶覆盆子（覆盆子）

【基　源】 覆盆子为蔷薇科植物掌叶覆盆子的干燥聚合果。

【原植物】 别名：华东覆盆子、种田泡。落叶灌木。茎直立，枝条细长，红棕色；幼枝绿色，具白粉，有倒生弯曲皮刺。单叶互生，近圆形，掌状5深裂，中裂片菱状卵形，基部近心形，边缘有重锯齿，两面脉上有白色短柔毛；花单生于短枝顶端，萼片5，卵形；花瓣5，白色。聚合果卵球形，红色，下垂；小核果密生灰白色柔毛，果肉柔嫩多汁，可食。花期4～5月，果期6～7月。

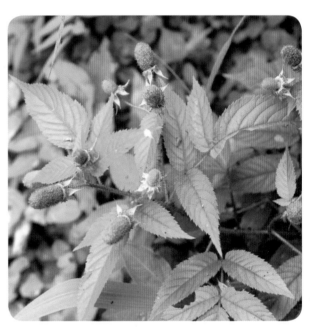

295

【生境分布】 生于溪边或山坡灌丛、林缘及乱石堆中。分布于安徽、江苏、浙江、江西、福建、湖南、湖北等省。

【采收加工】 6～8月间采收未成熟的青色聚合果，沸水中稍浸后，置烈日下晒干。

【性状鉴别】 本品为聚核果由众多核果聚合而成，略呈圆锥形或类球形，上端钝圆，底部较平坦，高0.6～1.3厘米，直径0.5～1.2厘米。表面灰绿色或淡棕色，密被灰白色或灰绿色短绒毛，宿萼棕色，5裂，先端多折断，上有多数残存花丝，下有果柄痕或连有细果柄。小核果约呈半月形，背面隆起，腹面有突起棱线；表面棕色，背面及先端有灰白色毛，腹面及两侧有网状凹纹。质硬，内含棕色种子1粒。气清香，味微酸涩。

【炮　制】 筛去灰屑，拣净杂质，去柄。

【性味功能】 味甘、酸，性温。有补肾固精、助阳缩尿的功能。

【主治用法】 用于肾虚遗精、阳萎、遗尿、尿频。用量 6～12 克。

【现代研究】

1. 化学成分 本品含有机酸、糖类及少量维生素 C，并没食子酸、β-谷甾醇，覆盆子酸等成分。

2. 药理作用 本品具有抑菌作用，雌激素样作用，并能促进前列腺分泌苛尔蒙。

【应　　用】

1. 尿频、夜尿、男性不育症：覆盆子、桑螵蛸、益智仁、芡实。水煎服。

2. 阳萎、遗精：覆盆子、枸杞子、菟丝子、五味子、莲子各 4.5 克。水煎服。

3. 肺虚寒：覆盆子发，取汁作煎为果，加蜜服。

悬钩子

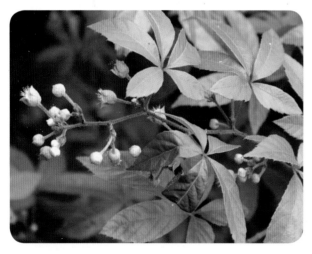

【基　　源】 本品为蔷薇科植物悬钩子的未成熟果实。

【原植物】 别名：蘺蔗子、山莓、木莓、悬钩子、沿钩子。落叶灌木。高 1～2 米，小枝红褐色，有皮刺，幼枝带绿色，有柔毛及皮刺。叶卵形或卵状披针形，长 3.5～9 厘米，宽 2～4.5 厘米，顶端渐尖，基部圆形或略带心形，不分裂或有时作 3 浅裂，边缘有不整齐的重锯齿，两面脉上有柔毛，背面脉上有细钩刺；叶柄长约 1.5 厘米，有柔毛及细刺；托叶线形，基部贴生在叶柄上。花白色，直径约 2 厘米，通常单生在短枝上；萼片卵状披针形，有柔毛，宿存。聚合果球形，直径 1～1.2 厘米，成熟时红色。花期 4～5 月，果期 5～6 月。

【生境分布】 生长在溪边、路旁或山坡草丛中；分布于河北、陕西，及长江流域以南各省。本品的茎、根也入药。

【采收加工】 果实已饱满而尚呈绿色时采摘，除净梗、叶，用沸水浸 1～2 分钟后，置烈日下晒干。

【性状鉴别】 干燥的果实，全体呈圆锥形或球形，为多数肉质的小核果集合于一圆锥状的花托上而成的聚合果，表面灰绿色。小核果表面微有茸毛。上部钝圆，底部扁平，有棕色的总苞，5 裂，总苞下面常有细长的果柄，脆而易脱落。小核果易剥落，内含种子 1 枚，种子表面有网状纹。味甘微酸。以个大、饱满、粒整、色灰绿、无叶梗者为佳。

【性味功能】 味酸、甘，性平。有生津止渴，解毒消肿，祛痰，解酒的功能。

【主治用法】 用于痛风，丹毒，遗精。内服：煎汤，3～5 钱；或生食。外用：捣汁涂。

蛇莓

【基　　源】 本品为蔷薇科植物蛇莓的全草。

【原植物】 别名：鸡冠果、野杨梅、蛇蔗、地莓、蚕莓、三点血、龙壮珠、狮子尾、疔疮药、蛇蛋果、地锦、三匹风、三皮风、蛇泡草、三爪龙、一点红、老蛇泡、蛇莓草、三脚虎、蛇皮藤、蛇八瓣、龙衔珠、八草莓、地杨梅、蛇不见、金蝉草、三叶蔗、三匹草、龙球草、落地杨梅、红顶果、蛇葡萄、蛇果藤、蛇枕头、蛇含草、蛇盘草、蛇婆、蛇龟革。多年生草本。根茎粗壮，匍匐茎多数，有柔毛。三出复叶基生或互生，小叶菱状卵形，先端钝，基部宽楔形，边缘具钝齿，散生柔毛或上面近无毛。花单生于叶腋；花萼 2 轮，内轮萼片 5，较小，外轮萼片较宽，先端 3 浅裂；花冠黄色，花瓣 5。瘦果多数，生于膨大球形花托上，聚合成卵状球形的聚合果。花期春末。

【生境分布】 生于草丛、路旁。分布于除东北和西北外的各省区。

【采收加工】 夏秋采收，鲜用或洗净晒干。

【性状鉴别】 本品全草多缠绕成团，被白色毛茸，具匍匐茎，叶互生。三出复叶，基生叶的叶柄长 6～10 厘米，小叶多皱缩，完整者倒卵形，基部偏斜，边缘有钝齿，表面黄绿色，上面近无毛，下面被疏毛。花单生于叶腋，具长柄。聚合果棕红色，瘦果小，花萼宿存。气微，味微涩。

【炮　　制】　将原药除去泥屑等杂质。喷潮，略润。切中段。干燥，筛去灰屑。

【性味功能】　味甘、酸，性寒。有小毒。有清热解毒，散瘀消肿的功能。

【主治用法】　用于痢疾肠炎，感冒发热，咽喉肿痛，白喉，颈淋巴结核，黄疸型肝炎，水火烫伤，疔疮肿毒，毒蛇咬伤等症。用量9～30克。

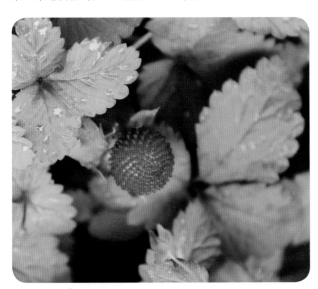

【现代研究】

1. 化学成分　本品全草含甲氧基去氢胆甾醇、低聚缩合鞣质、并没食子鞣质、总蛋白、没食子酸、已糖以及蛋白质鞣质多糖等。

2. 药理作用　本品有抗癌、抗菌和降压作用作用，还有增强免疫功能的作用。

【应　　用】

1. 急性细菌性痢疾：鲜蛇莓全草60～120克，水煎服。

2. 白喉：鲜蛇莓，捣烂成泥状，加两倍冷开水浸泡4～6小时，过滤，即成50%浸剂，可加入蔗糖调味，每日服4次。

3. 膀胱癌：蛇莓、白英、扁蓄、米仁根、连钱草各30克。水煎服。

6　使君子

【基　　源】　本品为使君子科植物使君子的果实。

【原 植 物】　别名：留球子、索子果。落叶藤状灌木，高2～8米。叶对生，薄纸质；叶柄下部有关节，有毛，基部棘状；叶长椭圆状披针形，先端渐尖，基部圆形或微心形，全缘，两面有黄褐色短柔毛。10余朵花成穗状花序顶生，下垂；花瓣5，初放时白色，后渐转紫红色。果实橄榄状，稍木化，黑褐色或深棕色，有5棱，横断面五角星状。花期5～9月。果期6～10月。

【生境分布】　生于山坡、林缘或灌木丛中，亦有栽培。分布于江西、福建、台湾、湖南、广东、广西、贵州、四川、云南等省区。

【采收加工】　秋季果实成熟未开裂时采收，晒干或微火烘干。

【性状鉴别】　本品为椭圆形或卵圆形，具5条纵棱，偶有4～9棱，表面黑褐色至紫褐色，平滑，微具光泽，先端狭尖，基部钝圆，有明显圆形的果梗痕；质坚硬，横切面多呈五角星形，棱角外壳较厚，中间呈类圆形空腔。种子长椭圆形或纺锤形，长约2厘米，直径约1厘米，表面棕褐色或黑褐色，有多数纵皱纹；种皮薄，易剥离；子叶2，黄白色，有油性，断面有裂纹。气微香，味微甜。

【炮　　制】

使君子仁：除去外壳，取净仁；

炒使君子仁：置锅内用文火炒至微有香气，取出，放凉。

【性味功能】　味甘，性温，有毒。有杀虫，消积，健脾的功能。

【主治用法】　用于虫积腹痛，小儿疳积，乳食停滞，腹胀，泻痢等症。用量9～12克。捣碎入煎剂。小儿减半。

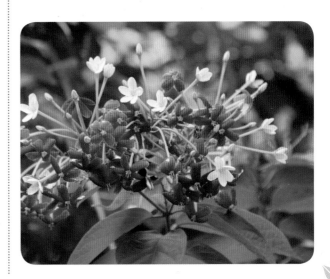

【现代研究】

1. 化学成分　本品含使君子氨酸,胡芦巴碱,使君子氨酸钾,甘露醇,脂肪油:肉豆蔻酸,棕榈酸,硬脂酸,油酸,亚油酸等脂肪酸,并含甾醇等。

2. 药理作用　本品具有驱蛔虫作用及驱蛲虫作用,并有抗皮肤真菌作用。

【应　　用】

1. 蛔虫病:使君子9克,槟榔4.5克,水煎,空腹服。

2. 疳积:使君子、胡黄连、芜荑。水煎服。

3. 蛲虫病:使君子。炒熟,于饭前半小时嚼食。

4. 腹大痞块,肌瘦面黄,渐成疳积:使君子9克,木鳖子15克。研末,为丸,蒸熟,空心食。

§ 木鳖（木鳖子）

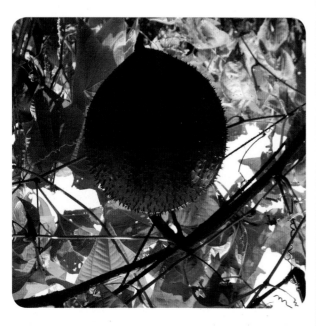

298

【基　　源】　本品为葫芦科植物木鳖的种子。

【原 植 物】　别名:木别子、木鳖瓜、藤桐子多年生草质藤本。茎有棱线;卷须单一。叶互生,圆形至阔卵形,3~5掌状浅裂至深裂,近叶柄两侧处各有1~2个较大的腺体。花雌雄异株或单性同株,单生,花冠钟状,浅黄色,5裂,果实宽椭圆形至卵状球形,先端有1短喙,基部近圆形,成熟时橙黄色或红色,有肉质刺状突起。种子多数,稍似鳖甲状。花期6~8月。果期9~11月。

【生境分布】　生于山坡灌丛、林缘、河岸。分布于四川、江西、湖南、广东、广西、海南等省。

【采收加工】　冬季采收成熟果实,取出种子,干燥。

【性状鉴别】　本品呈扁平圆板状,中间稍隆起或微凹陷。表面灰棕色至黑褐色,有网状花纹,在边缘较大的一个齿状突起上有浅黄色种脐。外种皮质硬而脆,内种皮灰绿色,绒毛样。子叶2,黄白色,富油性。有特殊的油腻气,味苦。

【炮　　制】

木鳖子:去壳取仁,捣碎。

木鳖子霜:取净木鳖子仁,炒热,研末,用纸包裹,加压去油。本品为白色或灰白色的松散粉末。

【性味功能】　味苦、微甘,性温有毒。有散结消肿,攻毒疗疮的功能。

【主治用法】　用于疮疡肿毒,乳痈,瘰疬,痔漏,干癣,秃疮,颈淋巴结结核,乳腺炎,关节疼痛,拘挛。用量0.6~1.2克。外用适量,研末醋调,敷患处。孕妇及体虚者忌服。

【现代研究】

1. 化学成分　本品含木鳖子酸、丝石竹皂甙元、齐墩果酸、α-桐酸、氨基酸、甾醇等。

2. 药理作用　本品水浸出液或醇浸出液对麻醉动物有降压作用。另外,具有抗炎及溶血作用。

【应　　用】

1. 痈疮肿痛,炎症不消:木鳖子适量。醋磨调敷。

2. 牙痛:木鳖子,醋磨,以棉花湿敷。

3. 外痔:木鳖子1克。焙干研粉水煎洗。

4. 牛皮癣、顽癣、湿疹:木鳖子、大风子、胡桃仁、蛇床子、樟脑各10克。捣烂与食醋调成糊状敷患处。

§ 马钱（马钱子）

【基　　源】　本品为马钱科植物马钱的成熟种子。

【原 植 物】　高大乔木。叶对生,宽椭圆形,先端尖,基部圆形或浅心形,全缘。圆锥聚伞花序腋生,花较小,被灰银色绒毛。花期5~8月,果期8月至翌年1月。

【生境分布】　生于山地林中。福建、广东、广西及云南等地栽培。

【采收加工】　果实呈橙黄色时采收。将果压裂取出种子,洗去果肉,晒干。但需炮制后方可药用。

【性状鉴别】　本品扁圆形,钮扣状,边缘微隆起,常一面凹下，另一面稍突出。表面灰棕色或灰绿色，密生匍匐的银灰色毛，有丝状光泽，由中央向四周射出。边缘有一条隆起脊线，并有一小形突起的珠孔，底面中心有一稍突出的圆点状种脐，珠孔与种脐间隐约可见一条隆起线。质坚硬，难破碎。浸软后沿边缘纵向剖开，可见淡黄色角质肥厚的胚乳，胚乳中央部分有空隙，近珠孔处有心形的胚，子叶2枚，菲薄，长5～6毫米，有5条掌状脉，胚根长约4毫米。气微，味极苦，剧毒。

【炮　制】

马钱子粉：取砂子，置锅内炒热，加入拣净的马钱子，炒至呈深黄色并鼓起，取出，筛去砂子，刮去毛，研粉。

油马钱子：取拣净的马钱子，加水煮沸，取出，再用水浸泡，捞出，刮去皮毛，微晾，切成薄片。另取麻油少许，置锅内烧热，加入马钱子片，炒至微黄色，取出，放凉。

【性味功能】　味苦，性寒，有大毒。有通络散结，祛风止痛，消肿化瘀的功能。

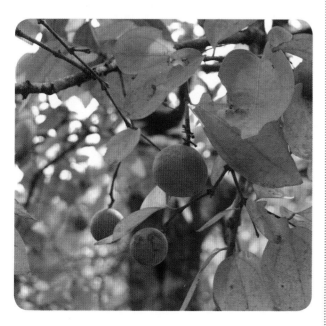

【主治用法】　用于肢体软瘫，小儿麻痹后遗症，类风湿性关节痛，跌打损伤，痈疽。孕妇禁服。用量0.3～0.6克。

【现代研究】

1. 化学成分　本品含多种生物碱，可分为三种类型：①正系列生物碱：番木鳖碱，马钱子碱，异马钱子碱等；②伪系列生物碱：伪番木鳖碱，伪马钱子碱；③N-甲基伪系列生物碱：N-甲基-断-伪番木鳖碱，番木鳖次碱，N-甲基-断-伪马钱子碱，还含环烯醚单萜类化合物：马钱子苷，马钱子苷酸等成分。

2. 药理作用　本品具有抗菌作用，镇咳作用，促进消化机能和食欲作用，并有兴奋中枢神经系统的作用。

【应　用】

1. 跌打骨折、损伤、扭挫伤：马钱子480克，枳壳240克，羌活、独活、北细辛、红花、台乌、朱砂各60克，血竭、乳香、没药、三七、潼蒺藜各120克，黄芪、骨碎补各240克，各研细末，每次1.2克。水冲服。

2. 跌打腰痛：马钱子、牛膝、杜仲、川断、乳香、没药、宣木瓜、麻黄各18克，共研为细末，每次3克。温开水送服。

3. 风湿顽痹，麻木拘挛：马钱子、羌活、川芎、乳香、没药等。

6　北马兜铃

【基　源】　本品为马兜铃科植物北马兜铃的果实。干燥地上藤茎作天仙藤入药；其根为青木香。

【原植物】　别名：臭铃铛。多年生缠绕草本。叶互生，三角状心形至宽卵状心形，全缘。花3～10朵簇生于叶腋，花被筒二唇形开展，先端延伸成细线状的尾尖。蒴果。近球形或宽倒卵形。种子扁三角形，边缘有膜质宽翅。花期7～8月，果期9～10月。

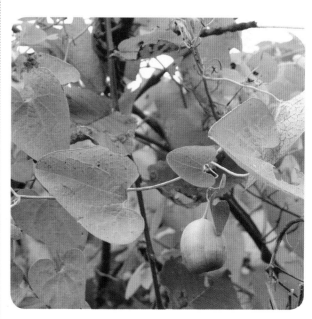

【生境分布】　生于林缘、灌丛中。分布于长江流域及以北省区。

【采收加工】　马兜铃：秋季果实由绿变黄时，连果柄摘下，晒干。天仙藤：霜降前未落叶时割取地上部分，扎小捆晒干。青木香：春、秋季挖根，除去杂质，晒干。

【性状鉴别】 本品蒴果卵圆状倒卵形，长 3～5 厘米，直径 2～4 厘米，上端平截，中央微凹，有花柱痕；果柄细，长 2～6 厘米；表面黄绿色、灰绿色或棕褐色，有纵棱线 12 条，由棱线分出多数横向平行的细脉纹。果实轻而脆，易裂为 6 瓣，果皮内表面平滑而带光泽，有密的横向脉纹；果实分 6 室，种子多数，平叠整齐排列。种子扁平而薄，钝三角形或扇形，长 6～10 毫米，宽 6～12 毫米，边缘有翅，淡棕色。气特殊，味微苦。

【炮　制】

净制：搓碎去筋，筛净泥土。

蜜兜铃：取净马兜铃，加炼熟的蜂蜜与开水少许拌匀，稍闷，置锅内用文火炒至不粘手为度，取出，放凉。

【性味功能】 味苦，性寒。有清肺祛痰，止咳平喘，消痔的功能。

【主治用法】 用于肺热喘咳，痰中带血，肠热痔血，痔疮肿痛。

【现代研究】

1. 化学成分　本品含有含马兜铃酸 A、C、D，β-谷甾醇和木兰花碱。

2. 药理作用　本品具有止咳、平喘、祛痰、抗炎、抗菌作用，并有降压作用。

【应　用】

1. 急性咽喉炎，急性支气管炎：马兜铃（蜜炙）、杏仁、苏子、款冬花。水煎服。

2. 肺热咳嗽：马兜铃（蜜炙）、甘草、桑白皮各 6 克。

3. 水肿：天仙藤 9 克、车前子 12 克。水煎服。

附注：马兜铃、天仙藤及青木香均含有毒成分马兜铃酸，慎用。

马兜铃

【基　源】 青木香为马兜铃科植物马兜铃的根，果实为马兜铃；干燥地上部分为天仙藤。

【原植物】 别名：南马兜铃多年生草本。叶互生，三角状长圆形或卵状披针形，全缘。花单生于叶腋；花被绿暗紫色，基部膨大作球形，中部收缩呈管状，略弯曲，上部花被片展开呈斜喇叭状，先端渐尖，通常有纵脉五条直达尖端。蒴果球形或长圆形，淡灰褐色，基部室间开裂，果柄 6 裂；花期 7～8 月，果期 9～10 月。

【生境分布】 生于林下及路旁。分布于河南、山东、江苏、安徽、浙江、江西、湖北、湖南、四川等省区。

【采收加工】 青木香：春秋二季采挖根部，晒干。马兜铃：秋季果实变黄时采收，干燥。天仙藤：秋季采割，晒干。

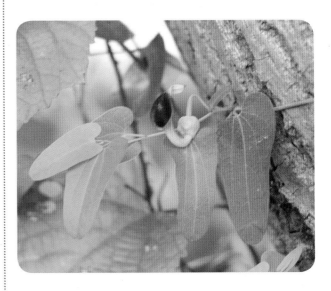

【性状鉴别】 本品呈卵圆形或长圆形，长 3～5 厘米，直径 2～3 厘米。外皮灰绿色或灰黄色，有 6 条凸起的波状纵棱，其间夹有 6 条顺纹及横向的细脉纹。一端较平，有小脐，一端有细柄。果皮轻脆，易裂为 6 瓣，果柄亦随着分裂为 6 条线。果内包有 6 排平叠的种子。种子扁平三角形或扇形片状，边缘淡棕色，中心棕色，一面附有薄膜。种仁乳白色，有油性。气特异，味苦。

【炮　制】

净制：搓碎去筋，筛净泥土。

蜜兜铃：取净马兜铃，加炼熟的蜂蜜与开水少许拌匀，稍闷，置锅内用文火炒至不粘手为度，取出，放凉。

【性味功能】 味辛、苦，性寒。青木香有行气止痛、消肿祛湿的功能马兜铃有清肺祛痰，止咳平喘，消痔的功能。

【主治用法】 青木香用于中暑发痧腹痛、胃痛、疝痛、高血压症、疔肿疮毒、湿疹、蛇虫咬伤。马兜铃用于肺热喘咳，痰中带血，痔疮肿痛。用量 3～9 克。天仙藤用于脘腹刺痛，关节痹痛，用量 4.5～9 克。

【现代研究】

1. 化学成分　本品含有马兜铃酸、马兜铃次酸、木兰碱、青木香酸等成分。

2. 药理作用　本品具有止咳、平喘、祛痰、抗炎、抗菌作用，并有降压作用。

【应　　用】

同北马兜铃。

ᠭ 榼藤子

【基　　源】　本品为豆科植物**榼**藤子的干燥成熟种子。

【原 植 物】　别名：合子、**榼**子、眼镜豆、木腰子。常绿木质藤本。二回羽状复叶，叶轴顶端有卷须，羽片4～6个，各有小叶6～8枚；小叶椭圆矩形，先端圆，基部楔形，革质。花黄色，芳香，穗状花序单生或排列为圆锥状，花序轴密生黄色绒毛，苞片线形，外有短柔毛；萼阔钟状，萼齿5；花瓣5，矩形，雄蕊10，花丝丝状；子房有短柄，花柱丝状，柱头凹下。荚果扁，木质，无毛，10～13节，每节有种子1粒。种子扁，近圆形，木质。花期3～4月。果熟期8月。

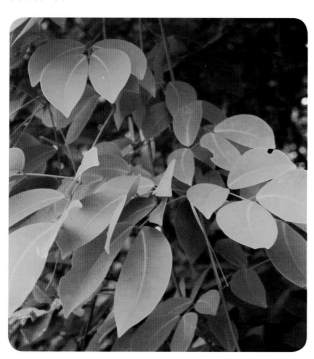

【生境分布】　生于灌木丛、山坡。分布于广东、广西、台湾、云南。

【采收加工】　秋、冬二季采收成熟果实，取出种子，干燥。

【性状鉴别】　本品为扁圆形或扁椭圆形，直径4～6厘米，厚1厘米。表面棕红色至紫褐色，具光泽，有细密的网纹，有的被棕黄色细粉。一端有略凸出的种脐。质坚硬。种皮厚约1.5毫米，种仁乳白色，子叶两片。气微，味淡，嚼之有豆腥味。

【炮　　制】　炒熟后去壳，研粉。

【性味功能】　微苦，性凉；有小毒。有补气补血，健胃消食，除风止痛，强筋硬骨的功能。

【主治用法】　用于水血不足，面色苍白，四肢无力，脘腹疼痛，纳呆食少；风湿肢体关节疼痛，性冷淡。用量10～15克，水煎服。

【现代研究】

1. 化学成分　本品含有脂肪油，内含肉豆蔻酸、棕榈酸、硬脂酸、花生酸、油酸等的甘油三酯，还含 藤酰胺。种仁分离出有抗肿瘤的皂苷元，酸解产生 藤子酸、阿拉伯糖等。另含甾醇、黄酮类、酚性成分、氨基酸、有机酸。

2. 药理作用　本品有抗病原体、抗肿瘤作用，还有溶血作用。临床上选方可用于治大肠风毒、黄疸、喉痹肿痛等。

ᠭ 三叶木通（预知子）

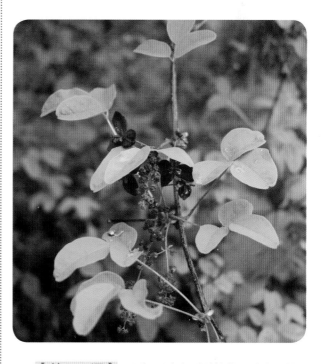

【基　　源】　预知子为木通科植物三叶木通的干

燥近成熟果实，木通为其干燥藤茎。

【原植物】　落叶木质藤本。三出复叶簇生枝端，小叶卵圆形，先端钝圆，中央微凹或具短尖，基部圆形或宽楔形，略心形，边缘浅裂或波状。花单性，雌雄同株，紫红色，总状花序腋生。果椭圆形，肉质，成熟时紫红色，沿腹缝线开裂。花期4～5月，果期8～10月。

【生境分布】　生于山谷、山坡灌丛、沟缘或疏林半阴湿处。分布于河南、江苏、江西、湖北、湖南、四川、广东、海南等省区。

【采收加工】　夏、秋二季果实绿黄时采收，晒干，或置沸水中略烫后晒干。

【性味功能】　味苦，性平。有疏肝理气，活血止痛，利尿，杀虫的功能。

【主治用法】　用于脘胁胀痛，经闭痛经，小便不利，蛇虫咬伤。用量3～9克。

【应　　用】

1. 淋巴结核：预知子、金樱子，海金沙根各40克，天葵子80克。煎服。

2. 睾丸肿痛：预知子1个，金樱子30克，猪小肠120克。炖服。

3. 输尿管结石：预知子、薏仁各60克。水煎服。

4. 子宫脱垂：鲜预知子30克，升麻9克，益母草、棕树根各30克。水煎服。

预知子

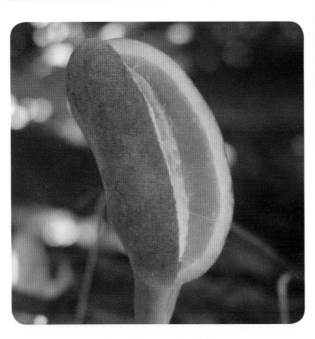

【基　　源】　预知子为植物五叶木通的成熟果实。

【原植物】　别名：木通。落叶或半常绿缠绕藤本，高达3米以上。枝灰色，有条纹，茎具圆形突起皮孔。掌状复叶，常5叶簇生于短枝顶端；小叶5枚，革质，倒卵形至椭圆形，先端短尖或微凹，基部宽楔形或圆形，全缘，下面稍呈粉白色。总状花序腋生，花紫色，单性，雄花密生于花序上部；雌花1～2朵生于花序下部。浆果状果，长椭圆形或略呈肾形，成熟时紫色，沿腹缝线裂开。花期4～5月，果期5～8月。

【生境分布】　生于山坡、山沟、溪旁等处。分布于山东、陕西、河南、安徽、江苏、江西、湖北、湖南、四川、广东、广西等省区。

【采收加工】　8～9月摘取将成熟变黄的果实，晒干或焙干；或沸水中稍烫后再晒干或焙干。

【性味功能】　味苦，性平。有疏肝理气，活血止痛，除烦利尿的功能。

【主治用法】　用于胸胁疼痛，肝胃气痛，痛经，疝气，小便不利，赤白痢疾，腰痛，胃热食呆，烦渴，子宫下坠等症。用量3～9克。

【应　　用】
同三叶木通

白木通

【基　　源】　预知子为木通科植物白木通的干燥成熟果实，木通为其干燥藤茎。

【原植物】　别名：八月瓜藤、八月炸、腊瓜。落叶或半常绿藤本。三出复叶，小叶革质，卵状矩圆形，先端钝圆，凹入，基部圆形或稍呈心脏形至宽楔形，全缘或微波状。花单性，雌雄同株，紫色微红或淡紫色，总状花序腋生，长约15厘米；雄花着生于花序上部，具细小苞片，花被3，雄蕊6；雌花1～3朵生于花序下部，雌蕊3～6。浆果状果，成熟时紫色。花期3～4月，果期10～11月。

【生境分布】　生于山坡灌丛中或沟边半阴湿处。分布于河北、山西、甘肃、陕西、河南、山东及长江以南大部地区。

【采收加工】　8～9月果实将成熟变黄时摘取，晒干或焙干。

【性状鉴别】　木通：木品干燥木质茎呈圆柱形而

弯曲。表面灰褐色，外皮极粗糙而有许多不规则裂纹，节不明显，仅可见侧枝断痕。质坚硬，难折断，断面显纤维性，皮部较厚，黄褐色，木部黄白色，密布细孔洞的导管，夹有灰黄色放射状花纹。中央具小形的髓。气微弱，味苦而涩。

【性味功能】　味甘，性温。有疏肝理气，补肾，活血止痛的功能。

【主治用法】　用于胸胁疼痛，肝胃气痛，痛经，疝气，小便不利，赤白痢疾，腰痛，烦渴，子宫下坠等症。用量3～9克，水煎服。孕妇慎服。

【现代研究】

1. 化学成分　本品藤茎含白桦脂醇、齐墩果酸、常春藤皂甙元、木通皂甙。此外，尚含豆甾醇、β-谷甾醇、胡萝卜甙。

2. 药理作用　本品主要有抗菌和利尿作用。

【应　　用】

同三叶木通。

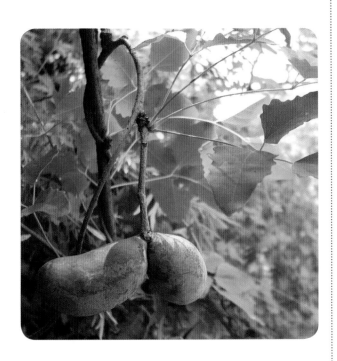

9 牵牛子

【基　源】　牵牛子为旋花科植物裂叶牵牛的种子。黑色的称"黑丑"，淡黄白色者称"白丑"，两种混合者称"二丑"。

【原植物】　一年生缠绕草本。茎左旋，被倒生短毛。叶互生，阔卵形，3裂，基部心形，中裂片较长，

长卵形，侧裂片底部阔圆，先端长尖，基部心形不收缩。花1～3朵腋生，花萼5深裂，先端尾状长尖，基部有长毛；花冠漏斗状，紫色、淡红色、淡蓝色或蓝紫色，上部色深，下部色浅或为白色，早晨开放，中午花冠收拢。蒴果球形，为宿存花萼所包被。种子卵状三棱形，黑色或淡黄白色，平滑。花期6～9月。果期7～10月。

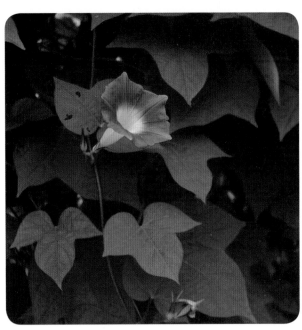

【生境分布】　生于灌丛、墙边或栽培。分布于东北、华北及河南、山东、江苏、浙江、台湾、广东、广西、贵州、四川等省、自治区。

【采收加工】　秋季果实成熟、未开裂时采收，割下地上部分，晒干后打下种子，除去杂质，将黑、白二色丑分开后晒干。

【性状鉴别】　本品似桔瓣状，略具3棱，表面灰黑色（黑丑），或淡黄白色（白丑），背面弓状隆起，两侧面稍平坦，略具皱纹，背面正中有一条浅纵沟，腹面棱线下端为类圆形浅色种脐。质坚硬，横切面可见淡黄色或黄绿色皱缩折叠的子叶2片。水浸后种皮呈龟裂状，有明显粘液，气微味辛、苦、有麻舌感。

【炮　制】　炒牵牛子：将净牵牛子置锅内加热，炒至微鼓起，取出放凉。

【性味功能】　味苦，性寒，有小毒。有泻水，下气，驱虫的功能。

【主治用法】　用于水肿，喘满，痰饮，脚气，虫积，大便秘结。用量3～6克。水煎服。胃弱气虚及孕妇

忌用。不宜与巴豆同用。

【现代研究】

1. 化学成分　本品含牵牛子甙，牵牛子酸，巴豆酸，裂叶牵牛子酸，α－甲基丁酸及戊酸等；生物碱：裸麦角碱，野麦碱，狼尾草麦角碱等。又含脂肪油及其他糖类。

2. 药理作用　本品具有泻下作用，利尿作用和驱虫作用。

【应　　用】

同圆叶牵牛。

♭　圆叶牵牛（牵牛子）

【基　　源】　牵牛子为旋花科植物圆叶牵牛的干燥成熟种子。种子黑色者称"黑丑"，淡黄白色者称"白丑"，两种混合者称"二丑"。

【原 植 物】　一年生缠绕草本，密生白色刺毛。叶阔心形，全缘，被倒向柔毛。腋生 1 ～ 5 朵组成伞形聚伞花序；萼片 5，长椭圆形，花萼裂片卵状披针形；花冠较小，漏斗状，直径为 4 ～ 5 厘米，紫红色或粉红色，花冠筒近白色。蒴果球形；种子卵状三棱形，黑色或黄白色。花期 6 ～ 9 月，果期 9 ～ 10 月。

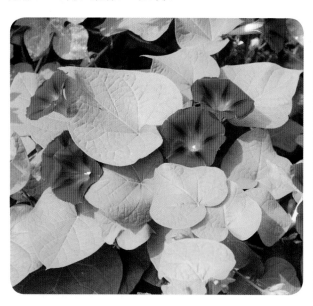

【生境分布】　生于灌丛、路旁等。分布于我国大部分地区。

【采收加工】　秋季果实成熟、未开裂时采收，晒干。

【性状鉴别】　本品呈桔瓣状，略具 3 棱，表面灰黑色或淡黄白色，背面弓状隆起，两侧面稍平坦，略具皱纹，背面正中有一条浅纵沟，腹面棱线下端为类圆形浅色种脐。质坚硬，横切面可见淡黄色或黄绿色皱缩折叠的子叶 2 片。水浸后种皮呈龟裂状，有明显粘液，气微味辛、苦、有麻舌感。

【炮　　制】　炒牵牛子：将净牵牛子置锅内加热，炒至微鼓起，取出放凉。

【性味功能】　味苦，性寒；有小毒。有泻水，下气，驱虫的功能。

【主治用法】　用于水肿，喘满，痰饮，脚气，虫积，大便秘结。用量 3 ～ 6 克。水煎服。胃弱气虚及孕妇忌用。不宜与巴豆同用。

【现代研究】

1. 化学成分　本品含牵牛子甙，赤霉素 A3、A5、A8、A17、A19、A20、A26、A27、A29、A33、A44、A55。又含圣苯素 -7-0-β-D- 吡喃木糖基 -0-β-D- 吡喃阿拉伯糖甙，2- 羟基 -1，4- 戊二酮，2，3，22，23- 四羟基胆甾 -6-酮，栗木甾酮和麦角类生物碱等成分。

2. 药理作用　本品具有泻下作用，利尿作用，并有驱虫作用。

【应　　用】

1. 肝硬化腹水：牵牛子（研末）24 克，大黄 15 克，明粉 12 克，枳实 9 克，水煎服。

2. 肾性水肿：牵牛子、甘遂、芫花、大戟、大黄、青皮、陈皮、木香、槟榔。水煎服。

♭　凌霄

【基　　源】　本品为紫葳科植物凌霄的花。

【原 植 物】　攀援藤本。单数羽状复叶对生，小叶 7 ～ 9，卵状披针形，先端渐尖，基部不对称，边缘有粗锯齿。圆锥花序顶生，花萼筒钟形，绿色，有 5 条凸起纵脉，5 裂至中部，花大，漏斗状，花冠橙红色或深红色，质厚。雄蕊 4，二强；子房上位。蒴果细长，种子多数。花期 6 ～ 8 月，果期 7 ～ 11 月。

【生境分布】　攀援于树上或石壁上。河北、陕西、河南、山东及长江以南各省区多有栽培。

【采收加工】　6 ～ 8 月晴天采收未完全开放的花，晒干或烘干。

【性状鉴别】　本品花多皱缩卷曲，完整者长 3 ～ 5.5 厘米；花萼钟状，长约 2 厘米，棕褐色或棕色，质薄，

304

先端不等5深裂，裂片三角状披针形，萼筒表面有10条纵脉；花冠黄棕色或棕色，完整无缺者展平后可见先端5裂，裂片半圆形，下部联合成漏斗状，表面可见细脉纹，内表面较明显；冠生雄蕊4，二强，花药呈个字形，黑棕色；花柱1枚，柱头圆三角形。气微香，味微苦、酸。

【炮　制】　晒干或低温干燥。

【性味功能】　味甘、酸，性寒。有行血祛瘀，凉血祛风的功能。

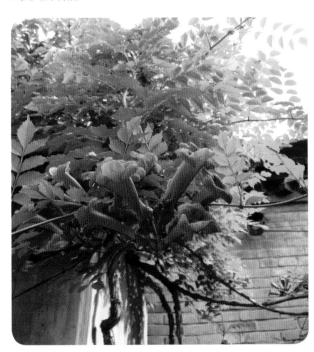

【主治用法】　用于月经不调，小腹胀痛，风疹发红，皮肤瘙痒等症。用量5～10克。

【现代研究】

1. 化学成分　本品含有芹菜素，β-谷甾醇等成分。

2. 药理作用　本品有抗溃疡作用和解痉作用，还有降血胆固醇、止咳、抗癌、抗炎等作用。

【应　用】

1. 月经不调，瘀血闭经：凌霄花、月季花各9克，益母草、丹参各15克，红花6克。水煎服。

2. 大便下血：凌霄花，浸酒饮服。

3. 荨麻疹：凌霄花30克，土茯苓20克，生地黄、白鲜皮、蒲公英各15克，地肤子、防风、连翘、栀子、金银花各12克，蝉蜕9克、甘草6克。水煎服。

6 厚萼凌霄（凌霄花）

【基　源】　凌霄花为紫葳科植物厚萼凌霄的花。

【原植物】　别名：美国凌霄、美洲凌霄木质藤本。单数羽状复叶，小叶5～13片，椭圆形至卵状椭圆形，叶背上有毛，以叶脉上最多。无突起的纵棱。花萼钟状，鲜红色，肥厚肉质，5浅裂至萼筒的1/3处，裂片齿卵状三角形，外卷，齿中部有5条微凹的沟；花冠筒细长，漏斗状，橙红色至鲜红色，筒部为花萼长的3倍，质厚，裂片宽。蒴果长圆柱形，先端具喙尖。花期7～9月。

【生境分布】　原产美洲，我国在园林庭院中有栽培。分布于北京、江苏、浙江、湖南、广西、云南等省区。

【采收加工】　7～9月花期时，选晴天采收将要开放的花朵，文火烘干或晒干。

305

【性状鉴别】　本品完整花长6-7厘米；花萼较短，约为花冠的1/3，黄棕色或淡紫红色，硬革质，先端5等裂，萼筒无明显纵脉棱；裂片三角状披针形，萼筒表面有10条纵脉；花冠黄棕色，长5.8～6.5厘米，内表面具深棕色脉纹；柱头扁短三角形。气微香，味微苦、酸。

【炮　制】　晒干或低温干燥。

【性味功能】　味甘、酸，性寒。有活血祛瘀，凉血祛风的功能。

【主治用法】　用于血瘀闭经，产后乳肿，风疹发红，皮肤瘙痒、痤疮等症。外用煎水洗。用量3～10克，外用适量。

【现代研究】

1. 化学成分　本品含有芹菜素，β-谷甾醇等成分。

2. 药理作用　本品对平滑肌有中度解痉作用，还有抗溃疡作用，降血胆固醇、止咳、抗癌、抗炎等作用。

【应　用】

同凌霄。

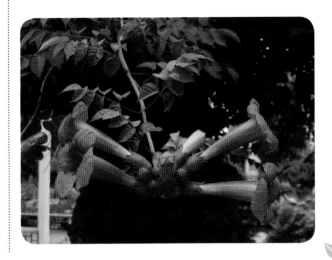

营实

【基　源】　本品为蔷薇科多年生落叶小灌木植物多花蔷薇的果实。

【原植物】　别名：蔷薇子、野蔷薇子。攀援灌木，小枝有短、粗稍弯曲皮刺。小叶 5～9，近花序的小叶有时 3，连叶柄长 5～10 厘米；托叶篦齿状，大部贴生于叶柄；小叶片倒卵形、长圆形或卵形，长 1.5～5 厘米，宽 0.8～2.8 厘米，先端急尖或圆钝，基部近圆形或楔形，边缘有锯齿，上面无毛，下面有柔毛，小叶柄和轴有散生腺毛。花两性；多朵簇排成圆锥状花序，花直径 1.5～2 厘米；萼片 5，披针形，有时中部具 2 个线形裂片；花瓣 5，白色，宽倒卵形，先端微凹，基部楔形；雄蕊多数；花柱结合成束。果实近球形，直径 6～8 毫米，红褐色或紫褐色，有光泽。花期 5～6 月，果期 9～10 月。

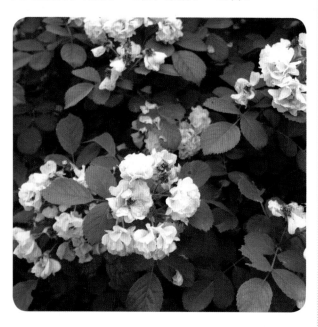

【生境分布】　生长于路旁、田边或丘陵地的灌木丛中。分布于浙江、江苏等地。

【采收加工】　8～9 月采收，以半青半红未成熟之果实为佳，采得后阴干。

【性状鉴别】　干燥果实呈卵圆形，长约 6～8 毫米，具果柄，顶端有宿存花托之裂片。果实外皮红褐色，内为肥厚肉质果皮。种子黄褐色，果肉与种子间有白毛，果肉味甜酸。以个大、均匀、肉厚、无杂质者为佳。

【性味功能】　味酸，性凉。有利水除热，活血解毒的功能。

【主治用法】　用于水肿，脚气，疮毒痈肿，小便不利，经期腹痛。内服：煎汤，3～9 克；浸酒或入丸、散。外用：捣敷或煎水洗。

【现代研究】

1. 化学成分　果实含蔷薇甙或芸香甙，脂肪油（内含棕榈酸、硬脂酸、亚油酸，亚麻酸）。果皮含番茄烃、α-胡萝卜素。

2. 药理作用　营实的丁醇提取物小鼠灌胃给药有泻下作用，测得其 ED/50 为 5.6 克／千克，已从营实的假果中分离的泻下成分野蔷薇苷 A 乙酸酯，其泻下 ED/50 为 150 毫克／千克。

【应　用】

1. 月经不调，经期腹痛：鲜蔷薇成熟果实 15～20 克，煎汁，冲红糖、黄酒服。

2. 眼热目暗：营实、地肤子、枇杷子各 50 克，捣细罗为散。每服不计时候，以温酒调下 6 克。

月季花

【基　源】　月季花为蔷薇科植物月季的干燥花。

【原植物】　灌木。茎、枝具钩状皮刺。单数羽状复叶互生；叶柄和叶轴有腺毛及皮刺，基部有明显披针形托叶，小叶宽卵形至卵状长圆形，先端渐尖，基部宽楔形或圆形，边缘有尖锯齿。花数朵簇生，花苞 2，披针形，先端长尾状，被毛；萼片 5，边缘有腺毛。花冠红色或玫瑰红色，多数为重瓣；雄蕊多数；子房上位，有毛，花柱外伸。聚合果卵圆形或梨形，熟时红色。花期 5～9 月。果期 8～11 月。

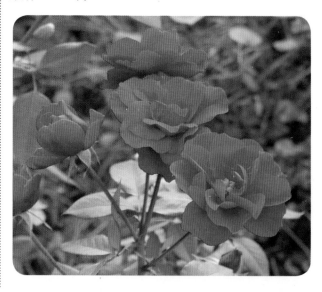

【生境分布】 生于山坡或路旁。全国各省区普遍栽培。

采集加工夏、秋季采收将开放的花蕾，摊开晒干或用微火烘干。

【性状鉴别】 本品呈类球形，直径1.5～2.5厘米。花托长圆形，萼片5，暗绿色，先端尾尖；花瓣呈覆瓦状排列，有的散落，长圆形，紫红色或淡紫红色；雄蕊多数，黄色。体轻，质脆。气清香，味淡、微苦。

【炮 制】 净制：取原材料，除去杂质。炮制：取净制材料晾干，或微火烘干即可。

【性味功能】 味甘，性温。有活血调经，散毒消肿的功能。

【主治用法】 用于肝郁不舒、经脉阻滞，月经不调，痛经，胸腹胀痛。用量3～6克。

【现代研究】

1. 化学成分 本品主要含挥发油，大部分为萜醇类化合物：香茅醇、橙花醇、丁香油酚等。此外还含有没食子酸、苦味酸、鞣质等。

2. 药理作用 本品所含没食子酸有很强的抗真菌作用。临床上选方可用于肝血郁滞之月经不调、痛经、闭经及胸胁胀痛，隐性冠心病等。

【应 用】

1. 月经不调，痛经：月季花、益母草各9克。水煎服。

2. 肺虚咳嗽咯血：月季花合冰糖炖服。

3. 气滞血瘀型大便燥结：月季花3克，当归、丹参各9克。水煎服。

4. 跌打瘀种：月季花，捣烂，外敷。

附注：月季根及叶亦供药用。根用于跌打损伤，白带，用量9－15克。叶用于淋巴结结核，跌打损伤；外用适量，捣烂敷患处。

⑨ 栝楼（天花粉）

【基 源】 天花粉为葫芦科植物栝楼的根。

【原植物】 多年生草质藤本。块根肥厚，圆柱形，淡棕黄色。卷须2～3歧。叶互生，宽卵状心形，3～5裂，常再裂。花单性，雌雄异株；雄花3～8朵成总状花序；花冠白色，先端流苏。瓟果椭圆形，橙黄色。种子椭圆形，扁平，有棱线。花期6～8月。果期9～10月。

【生境分布】 生于山地、草丛。分布于华北及陕西、甘肃、河南、山东、江苏、安徽、浙江、江西、湖南、湖北等省。

【采收加工】 秋末挖取根部，除去须根、外皮，纵剖2～4瓣，晒干。

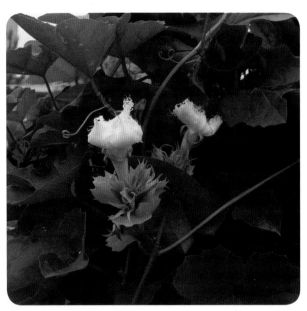

【性状鉴别】 本品果实呈类球形或宽卵圆形。表皮橙红色或橙黄色，皱缩或较光滑，顶端有圆形的花柱残基，基部略尖，具残存的果柄。质脆，易破开，内表面黄白色，有红黄色丝络，果瓤橙黄色，黏稠，与多数种子粘结成团。具焦糖气，味微酸甜。本品种子呈扁平椭圆形。表面浅棕色至棕褐色，平滑，沿边缘有一圈沟纹。一端较尖，有种脐，另端钝圆或较狭。种皮坚硬；内种皮膜质，灰绿色，子叶两片，黄白色，富油性。气微，味淡。

【性味功能】 味甘、苦，性寒。有宽胸散结，清热化痰，润肺滑肠，消肿通乳的功能。

【炮 制】

栝楼子：拣去杂质，簸除干瘪种子，捣扁。

炒栝楼子：取净栝楼子置锅内，用文火炒至微鼓起，取出放凉。

楼仁霜：取去壳栝楼仁，碾细，用吸油纸包裹，加热微炕，压榨去油后，再碾细，过筛。

【主治用法】 用于热病口渴，消渴，肺热燥咳，黄疸，乳痈，痔瘘等。用量9～30克。孕妇忌服。

【现代研究】

1. 化学成分 本品果实含三萜皂甙、氨基酸、类生物碱、有机酸、树脂、糖类和色素。种子含脂肪油、菜油甾醇、谷甾醇、豆甾醇等。

2. 药理作用　栝楼皮及栝楼子注射液对豚鼠离体心脏有扩张冠脉作用，可使冠脉流量明显增加；对垂体后叶素引起的大白鼠急性心肌缺血有明显保护作用。栝楼煎剂对大肠杆菌、宋内氏痢疾杆菌、变形杆菌等有某些抑制作用。【应　　用】

1. 糖尿病：天花粉、天冬、麦冬各9克，生地、熟地各12克，西洋参、北五味子、淡竹叶、甘草各3克，葛根6克。水煎服。

2. 天疱疮：天花粉、滑石等分，研末，水调搽敷患处。

3. 虚热咳嗽：天花粉50克，人参9克，研末，每服3克，米汤送服。

附注：其果实、果皮及种子作瓜蒌、瓜蒌皮、瓜蒌子使用。

中华栝楼

【基　源】　瓜蒌为葫芦科植物的果实，其根为天花粉。

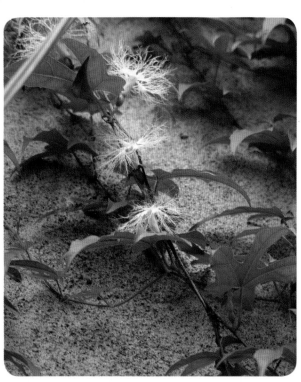

【原植物】　别名：双边栝楼、川贵栝楼草质攀援藤本。块根条状，肥厚，具横的瘤状突起。叶纸质，廓阔卵形至近圆形，5深裂基部，基部心形，边缘具短尖状细齿，雌雄异株；雄花单生，或为总状花序；花冠白色，

顶端具丝状流苏；雌花单生，花萼圆筒形，裂片与花冠同雄花。果实球形或椭圆形，光滑无毛。种子卵状椭圆形，扁平，具明显的棱线。花期6～8月，果期8～10月。

【生境分布】　于山坡疏林或路边灌丛中；分布于甘肃东南部、陕西南部、湖北西南部、四川、贵州、云南、江西等地。

【采收加工】　瓜蒌：秋季果实成熟时，采摘阴干。天花粉：秋、冬二季采挖，除去外皮，纵剖成瓣，干燥。

【性状鉴别】　1. 栝楼果皮果瓣呈舟状，边缘内郑曲，长7～10厘米。外表面橙红色或橙黄色，皱缩，有的有残存柱基或果梗残迹，内表面黄白色。质较脆，易折断。具香甜气，味甘，微酸。

2. 中华栝楼果皮果瓣长9～12厘米，外表面浅橙黄色，平滑不皱，以外表面色橙红、内表面色黄白、皮厚者为佳。

【炮　制】　同栝楼。

【性味功能】　瓜蒌：有清热涤痰，宽胸散结，润燥滑肠的功能。天花粉：有清热生津，消肿排脓的功能。

【主治用法】　瓜蒌用于肺热咳嗽，痰浊黄稠，胸痹心痛，天花粉用于热病烦渴，肺热燥咳，内热消渴，疮疡肿毒。

【现代研究】

1. 化学成分　本品果皮含少量挥发油，其中挥发性的酸性部分有壬酸、癸酸、月桂酸、肉豆蔻酸、棕榈油酸、棕榈酸等。

2. 药理作用　同栝楼。

【应　　用】

1. 肺热咳嗽，痰黄稠：瓜蒌皮、桔梗各6克，杏仁12克，水煎服。

2. 乳腺炎：瓜蒌、金银花各12克，蒲公英15克。水煎服。

3. 胸肋胀痛不舒：瓜蒌、黄连、姜半夏。水煎服。

野葛（葛根）

【基　源】　葛根为豆科植物野葛的干燥根。

【原植物】　多年生藤本，生黄褐色长硬毛。块根肥厚圆柱形。三出复叶互生，叶柄长托叶盾状着生；顶生小叶菱状卵形，三浅裂或不裂，侧生小叶斜卵形。总状花序腋生或顶生，每节1～3朵花簇生在具节瘤状突起的

花序轴上。花萼钟状，有黄色柔毛；花冠蝶形，蓝紫色或紫红色；雄蕊10，子房线形。荚果线形扁平，有黄褐色硬毛。种子卵圆形，褐色。花期5～9月，果期8～9月。

【生境分布】 生于山坡草丛、路旁及疏林阴湿地方。分布于全国大部分地区。

【采收加工】 秋、冬二季采挖，趁鲜切成厚片或小块，干燥。

【炮 制】 除去杂质，洗净，润透，切厚片，晒干。

【性味功能】 味甘，性平。有解表退热，生津止渴，止泻的功能。

【主治用法】 用于表症发热，无汗，口渴，头痛项强，麻疹不透，泄泻，痢疾。用量5～10克。

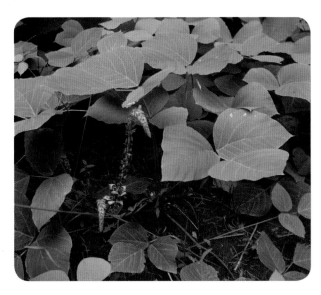

【现代研究】

1. 化学成分 本品根含大豆甙元、大豆甙、葛根素、大豆甙元-4'，7-二葡萄糖甙、葛根素木糖甙等成分。

2. 药理作用 本品根有解热、降压降血糖血脂等作用。

【应 用】

1. 高血压，心绞痛，心肌梗塞，心律失常：葛根9克，水煎服。

2. 饮酒过度，头痛，烦渴，胃胀，呕吐：葛根、葛花，水煎服。

3. 荨麻疹：葛根，水煎服。

4. 糖尿病：葛根、山药、党参、黄芪、黄精，水煎服。

9 甘葛藤（葛根）

【基 源】 葛根为豆科植物甘葛藤的根。

【原植物】 别名：粉葛。藤本，被黄褐色短毛或杂有长硬毛。根肥大，粉性大。三出复叶，具长柄；托叶盾状；小叶片常3裂，总状花序腋生；花萼钟状，萼齿5，披针形，较萼筒长，被黄色长硬毛；花冠紫色，长2厘米。荚果长扁平，密被黄褐色长硬毛。种子肾形或圆形。花期6～9月，果期8～10月。

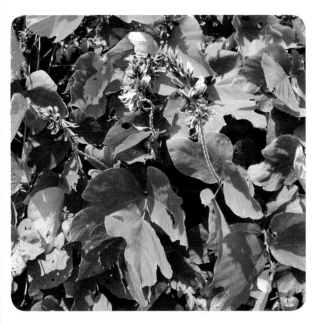

【生境分布】 生于山野灌木丛中或疏林中。有栽培。分布于广东、广西、四川、云南等省区。

【采收加工】 秋后至第二年春末挖根，刮去外皮，纵切厚，晒干或微火烘干。

【性状鉴别】 本品呈纵切的长方形厚片或小方块，长5～35厘米，厚0.5～1厘米。外皮淡棕色，有纵皱纹，粗糙。切面黄白色，纹理不明显。质韧，纤维性强。气微，味微甜。

【炮 制】除去杂质，洗净，润透，切厚片，晒干。

【性味功能】 味甘、辛，性平。有解表退热，生津止渴，止泻的功能。

【主治用法】 用于表症发热，无汗，口渴，头痛项强，麻疹不透，泄泻，痢疾。用量5～10克。退热生用，止泻煨用。

【现代研究】

1. 化学成分 主要成分为异黄酮类化合物，如大豆素、大豆苷、葛根素等。还含有β-谷甾醇、羽扇烯酮、尿素、廿二烷酸、花生酸和多量淀粉。

2. 药理作用　本品根有解热作用，乙醇浸剂较煎剂解热作用为强；葛根煎剂、浸剂和总黄酮都有一定降压作用。另外，葛根煎剂及葛根素有降血糖作用，所含异黄酮类化合物有降血脂作用，葛根素还有抗血小板聚集作用及益智、抗氧化、肿瘤等作用。

【应　　用】
同野葛。

§ 天门冬（天冬）

【基　　源】　天冬为百合科植物天门冬的块根。

【原 植 物】　多年生草本。块根肉质纺锤形，丛生，灰黄色。茎细长，攀援扭曲，有棱或狭翅，叶状枝丛生，扁平或镰刀状，叶鳞片状，先端长尖，基部有木质倒生刺。花腋生，淡绿色；花数6。浆果球形，红色；种子黑色。花期5～7月。果期8～9月。

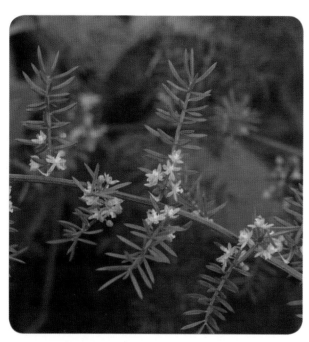

【生境分布】　生于林缘，草丛或灌丛中。有栽培。分布于贵州、四川、云南、广西、湖北、湖南、浙江等地区。

【采收加工】　秋、冬采挖块根，蒸至透心，剥去外皮，晒干。

【性状鉴别】　本品干燥的块根呈长圆纺锤形，中部肥满，两端渐细而钝。表面黄白色或浅黄棕色，呈油润半透明状，有时有细纵纹或纵沟，偶有未除净的黄棕色外皮。干透者质坚硬而脆，未干透者质柔软，有粘性，断面

蜡质样，黄白色，半透明，中间有不透明白心。臭微，味甘微苦。

【炮　　制】　拣去杂质，水洗净丿闷润至内外湿度均匀，切段，干燥。

【性味功能】　味甘、苦，性大寒。有养阴润燥，清肺生津的功能。

【主治用法】　用于热病口渴，肺阴受伤，燥咳，咯血，肠燥便秘，糖尿病，肺结核，百日咳，支气管炎；用量9～15克。外用适量，用于疮疡肿毒，蛇咬伤。鲜用捣烂敷患处。

【现代研究】

1. 化学成分　本品含天门冬素、黏液质β－谷甾醇及5－甲氧基甲基糖醛、甾体皂苷、多种氨基酸、新酮糖、寡糖及多糖等成分。

2. 药理作用　本品有抗菌、抗肿瘤作用；有杀灭蚊、蝇幼虫的作用。其所含的天冬酰胺有一定平喘镇咳祛痰作用。

【应　　用】

1. 老年慢性气管炎，肺结核，黏痰难咳：天冬45克，百合、前胡、川贝、半夏、桔梗、桑白皮、防己、紫菀、赤苓、生地、杏仁各22.5克，研末，炼蜜为丸，生姜汤送下。

2. 肺痈：天冬、麦冬各9克，穿破石、铁包金各24克，山慈姑12克，白蒺藜18克，黄芪15克，炙甘草45克。水煎服。

3. 阴虚发热：天冬6克，人参9克，生地黄15克。水煎服。

§ 短梗天门冬

【基　　源】　为百合科植物短梗天门冬的块根。

【原 植 物】　别名：小百部、小天冬、山百部、滇百部。直立草本。根膨大，肉质纺锤形，茎分枝上有翅。叶状枝扁平，3枚或簇，镰刀状，较宽。1～4朵花腋生，白色，花梗很短，仅1～1.5厘米；花丝下部贴生于花被上。浆果有2颗种子。花期5～6月。果期8～9月。

【生境分布】　生于阴湿林缘，山坡草丛或灌丛中。有栽培。分布于广西、云南、贵州、四川、湖南、湖北、陕西和甘肃等地。

【采收加工】　秋、冬采挖块根，蒸至透心，剥去外皮，洗净晒干。

【性味功能】 味甘、淡，性平。有止咳化痰，平喘的功能。

【主治用法】 用于咳嗽痰多气逆。用量3～9克。

【应　　用】 同天门冬。

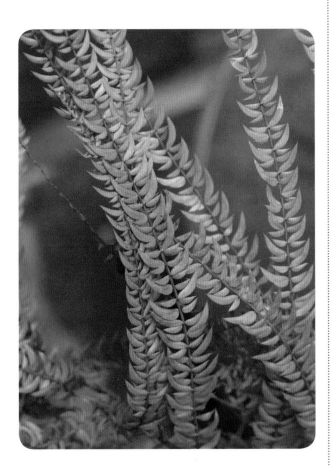

§ 百部

【基　　源】 为百部科植物百部的块根。

【原植物】 别名：蔓生百部。多年生缠绕草本。块根成束，肉质，长纺锤形，淡灰白色。叶3～5片轮生，有长柄。卵状披针形，先端渐尖，基部圆形或宽楔形，边缘微波状。花单生或数朵排成聚伞花序，总花梗完全贴生于叶片中脉上；花被开放后外卷。蒴果卵状，稍扁。种子深紫褐色。花期5月。果期7月。

【生境分布】 生于阴坡林下、竹林下或路旁等地。分布于华东地区及陕西、河南、湖北等省区。

【采收加工】 秋季植株枯萎后，采挖块根，沸水浸透至无白心，晒干。

【性味功能】 味甘、苦，性微温，有毒。有润肺止咳，杀虫的功能。

【主治用法】 用于寒热咳嗽，肺结核咳嗽，百日咳；外用于头虱，蛲虫病，阴痒等症。用量3～9克。

【应　　用】

1. 肺结核：百部、白芨、沙参、党参、川贝、栝蒌、麦冬、杏仁，制丸服。

2. 百日咳：百部、紫菀、沙参各9克，白前、川贝各6克，甘草、陈皮各4.5克。水煎服。

3. 小儿急性气管炎：百部、沙参、川贝、白前。

4. 皮肤瘙痒，头虱：百部酒炒，研粉敷患处；或水煎，洗敷。

§ 直立百部（百部）

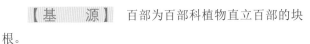

【基　　源】 百部为百部科植物直立百部的块根。

【原植物】 别名：百部袋。多年生直立草本或半灌木，茎不分枝。块根肉质，纺锤形，簇生于结节状根茎上，黄白色或土黄色，叶3～4轮对生，卵形或椭圆形，先端短尖，基部渐窄成短柄或近无柄。花多数生于茎下部鳞叶腋内；花被4斜生或直立，淡绿色；雄蕊4，紫色；子房三角形，无花柱。蒴果扁卵形，2裂。花期4～5月。果期7月。

【生境分布】 生于山地林下或栽培。分布于陕西、河南、山东、安徽、江苏、浙江、江西、福建、湖北、湖南、四川等省。

【采收加工】 春季萌芽前或秋季地上部分枯萎后，采挖块根，置沸水中浸透至无白心，晒干。

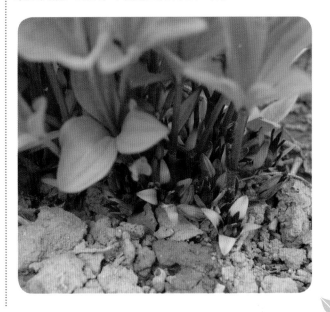

【性状鉴别】　本品块根纺锤形，上端较细长。下端有的作长尾状弯曲，长5～17厘米，直径0.5～1厘米。表面黄白色或淡土黄色，有不规则深纵沟，间或有横皱纹。质脆，受潮后韧软，断面平坦，角质样，淡黄棕色或黄白色，皮部宽广，中柱扁小。气微，味甘、苦。

【性味功能】　味甘、苦，性微温，有毒。有润肺止咳，杀虫的功能。

【炮　　制】

百部：除去杂质，洗净，润透，切厚片，干燥。

蜜百部：取百部段，用炼蜜加入适量开水烊化，拌匀，稍闷，俟蜜水吸收，置锅内文火炒至微黄色不粘手为度，取出，放凉。

【主治用法】　用于寒热咳嗽，肺结核咳嗽，百日咳；外用于头虱，蛲虫病，阴痒等症。用量3～9克。

【现代研究】

1. 化学成分　本品含百部碱，原百部碱，对叶百部碱，百部定碱，异百部定碱，霍多林碱，直立百部碱。

2. 药理作用　本品具有抗菌、镇咳作用且对流感病毒有抑制作用，尚能杀虫。

【应　　用】

同百部。

§ 大百部（百部）

【基　源】　百部为百部科植物大百部的块根。

【原植物】　别名：对叶百部、大叶百部。多年生缠绕草本，高达5米。块根肉质，黄白色或淡棕色，纺锤形或圆柱形，数至数十个簇生，长15～30厘米。茎下部木质化。叶常对生，卵形，先端渐尖，基部浅心形，全缘或微波状，叶脉7～11条。花大，总花梗腋生，花梗与叶分离；花被片成二轮，披针形，黄绿色带紫色条纹；雄蕊4，附属物呈钻状。蒴果倒卵形而扁；种子椭圆形，暗紫褐色。花期夏季。

【生境分布】　野生于山坡丛林中。分布于福建、台湾、江西、湖北、湖南、广西、广东、四川、贵州、云南等省区。

【采收加工】　春、秋二季采挖，除去须根，洗净，置沸水中略烫或蒸至无白心，取出晒干。

【性状鉴别】　本品长纺锤形或长条形，长8～24厘米，直径0.8～2厘米。表面淡黄棕色至灰棕色，具浅

纵皱纹或不规则纵槽。质坚实，断面黄白色至暗棕色，中柱较大，髓部类白色；味苦。

【炮　　制】

百部：除去杂质，洗净，润透，切厚片，干燥。

蜜百部：取百部段，用炼蜜加入适量开水烊化，拌匀，稍闷，俟蜜水吸收，置锅内文火炒至微黄色不粘手为度，取出，放凉。

【性味功能】　味甘苦，性微温，有毒。有止咳，杀虫的功能。

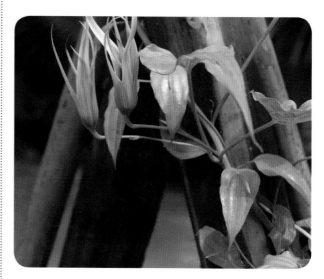

【主治用法】　用于新久咳嗽，肺劳咳嗽，百日咳；外用于头虱，蛲虫病，阴痒症。用量3～9克。

【现代研究】

1. 化学成分　本品含百部碱，对叶百部碱，异对叶百部碱，百部次碱，次对叶百部碱，氧代对叶百部碱，滇百部碱等，还含糖，脂类，蛋白质以及甲酸，乙酸，枸橼酸，草酸等。

2. 药理作用　本品具有抗菌、镇咳作用且对流感病毒有抑制作用，尚能杀虫。

【应　　用】

同百部。

§ 何首乌（何首乌，首乌藤）

【基　源】　本品为蓼科植物何首乌的干燥块根，首乌藤为其干燥藤茎。

【原植物】　多年生藤本。块根肥大。茎缠绕，中空。叶卵状心形，全缘。圆锥花序顶生或腋生，白色，小花2～4朵；花被5深裂。瘦果3有棱，黑色。花期6～9

月，果期 8 ～ 10 月。

【生境分布】 生于山坡、石缝、林下。分布于河北、河南、山东以及长江以南各省。

【采收加工】 秋、冬季采挖，切块，干燥。

【性状鉴别】 本品呈团块状或不规则纺锤形表面红棕色或红褐色，皱缩不平，有浅沟，并有横长皮孔及细根痕。体重，质坚实，不易折断，断面浅黄棕色或浅红棕色，显粉性，皮部有 4 ～ 11 个类圆形异型维管束环列，形成云锦状花纹，中央木部较大，有的呈木心。气微，味微苦而甘涩。

【炮　制】 生首乌：除去杂质，洗净，稍浸，润透，切厚片或块，干燥。制首乌：取何首乌块与黑豆汁及黄酒拌匀，置容器内密闭，隔水炖至汁液吸尽，取出，晒干。

【性味功能】 生首乌：味微苦，性平。有润肠通便，解疮毒的功能。制首乌：味甘、涩，性微温。有补肝肾，养血安神，益精血的功能。

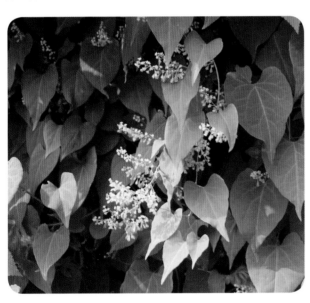

【主治用法】 生首乌：用于瘰疬疮痈，阴血不足引起的大便秘结，高脂血症。

制首乌：用于阴虚血少，眩晕，失眠多梦，头发早白，腰膝酸软，风湿痹痛等。用量：6 ～ 15 克。

【现代研究】

1. 化学成分　本品主要含蒽醌类化合物，其中主要成分为大黄酚和大黄素，还含有卵磷脂、粗脂肪等。

2. 药理作用　本品有抗衰老作用，还有抗菌、降血脂作用。

【应　用】

1. 高血压、动脉硬化、冠心病：何首乌、银杏叶、钩藤。水煎服。

2. 降低血胆固醇：何首乌。水煎服。

3. 血虚发白：何首乌、熟地黄各 15 克。水煎服。

9　粉背薯蓣（粉萆薢）

【基　源】 本品为薯蓣科植物粉背薯蓣的干燥根茎。

【原植物】 别名：黄草、土黄连、黄姜。多年生缠绕藤本。根状茎横走，竹节状，断面黄色。茎左旋，单叶互生，三角状心形，全缘，有黄白色硬毛。雌雄异株；雄花序穗状，花轴延长呈圆锥状穗状花序；雌花序为下垂的穗状花序，花全部单生。蒴果有三翅，膜质，叠于果实中轴中部。花期 5 ～ 7 月，果期 6 ～ 9 月。

【生境分布】 生于山谷及阴坡林下。分布于我国南方大部分省区。

【采收加工】 秋冬采收根茎，切片，晒干。

【性状鉴别】 本品为干燥根茎。切片厚约 1 ～ 3 毫米，边缘不整齐或有棕黑色的外皮；切片表面黄白色，平坦细腻，有粉性及不规则的黄色筋脉花纹，对光照视，极为显著。质坚实有弹性，易折断。无臭，味甘淡。

【炮　制】 除去须根，洗净，切片，晒干。

【性味功能】 味苦、甘，性平。有祛风利湿的功能。

【主治用法】 用于风寒湿痹，腰膝疼痛，淋浊，阴茎作痛，小便不利，湿热疮毒。用量 9 ～ 15 克。

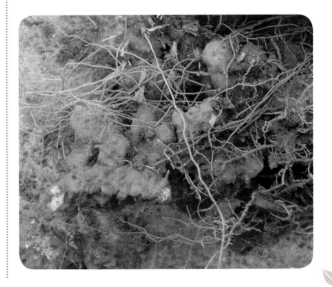

【现代研究】

1. 化学成分 本品含有薯蓣皂甙，尚含纤细薯蓣甙、薯蓣皂素毒甙A、约诺皂甙、托克皂甙元-1-葡萄糖甙等皂甙。

2. 药理作用 本品具有杀昆虫作用，尚有抗真菌作用。

【应用】

1. 乳糜尿：粉草薢，复方，口服。

2. 慢性前列腺炎，前列腺增长，不育症：粉草薢，直肠滴入。

3. 银屑病：粉草薢，配硼酸软膏，外用敷患处。

§ 绵草薢

【基源】 本品为薯蓣科植物绵薯蓣或福州薯蓣的干燥根茎。

【原植物】 别名：草薢、大草薢。多年生缠绕草质藤本。根状茎横走，分枝少，粗大，质地疏松，灰黄色，生多数细长须根。茎左旋。单叶互生，多为三角状心形，全缘或微波状，被白色粗毛，基部为掌状心形，边缘5～9深裂、中裂或浅裂，至顶部为三角状心形，不裂，叶干后不变黑。雄花为圆锥花序，腋生；花橙黄色，疏生，单生或间为2朵成对着生；能育雄蕊6；雌花序圆锥状，下垂，腋生。蒴果宽倒卵形，干后棕褐色。种子有薄膜状翅。花期6～8月，果期7～10月。

【生境分布】 生于山坡疏林或灌丛中。分布于浙江、江西、福建、湖南广东、广西等省自治区。

【采收加工】 秋季采挖根茎，切片晒干。

【性状鉴别】 本品呈纵切或切的圆片，大小不等，厚2-5毫米；外皮黄棕色，较厚，周边多卷曲，切面浅黄白色，粗糙。有黄棕色点状维管束散在。质疏松，略呈海棉状。气微，味微苦辛。

【炮制】 除去须根，洗净，切片，晒干。

【性味功能】 味苦、甘，性平。有祛风利湿的功能。

【主治用法】 用于淋病白浊，白带过多，湿痹，腰膝盖痛，湿热疮毒。用量9～15克。

【现代研究】

1. 化学成分 本品含有薯蓣皂甙，纤细薯蓣皂甙，另含有原薯蓣皂甙、原纤细薯蓣皂甙及甲基原纤细薯蓣皂甙。

2. 药理作用 本品具有杀昆虫作用，并有抗真菌作用和利尿作用。

【应用】

1. 血脂高，防止动脉粥样硬化斑块形成：草薢15克。水煎服。

2. 淋病白浊：绵草薢100克。水煎服。

3. 皮肤病天疱疮：绵草薢，水煎，洗患处。

4. 创伤性出血，创伤性膝关节滑膜炎，皮肌炎：粉草薢，研末，水煎，洗敷患处。

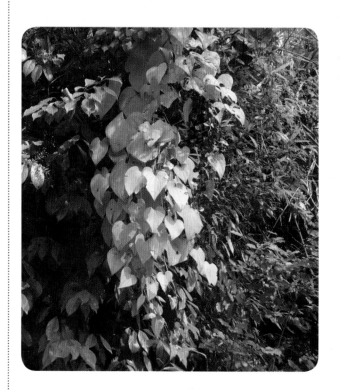

§ 菝葜

【基源】 本品为百合科植物菝葜的根茎。

【原植物】 落叶攀援状灌木。根茎横走，粗大，坚硬，木质，膨大部分呈不规则的菱角状，疏生须根，棕色。茎有疏刺。叶互生，片革质，有光泽，干后红褐色或古铜色，宽卵形或椭园形，先端短尖或圆形，基部近圆形或心形，全缘，光滑，下面微白。伞形花序腋生于小枝上；花单性，雌雄异株，绿黄色，花被裂片6。浆果球形，红色，种子1～3粒。花期4～5月。果期6～8月。

【生境分布】 生于山坡林下、灌丛中。分布于我国南方大部分省区。

【采收加工】 全年可采挖根茎，晒干；或用盐水浸泡后蒸熟，晒干。

【性状鉴别】 本品根茎不规则块状或略呈扁柱状，有隆起的结节，长10～20厘米，直径1～2.4厘米。表面黄棕色或紫棕色，稍凹凸不平，有圆锥状突起，其先端留有坚硬细根断痕。质极坚实，折断面红棕色，粗纤维性。味微苦。

【炮 制】 将原药用清水浸洗，润透，切成薄片，晒干。

【性味功能】 味甘、酸，性平。有发汗祛风，除湿利尿，益肝肾，强筋骨，解毒消肿的功能。

【主治用法】 用于胃肠炎，风湿性关节痛，跌打损伤，痢疾，糖尿病，癌症，蜂窝组织炎，急性淋巴结炎等症。用量15～30克。

【现代研究】

1. 化学成分 本品含菝葜皂甙A、B、C，另含生物碱、酚类、氨基酸、糖类等。

2. 药理作用 本品具有利尿，解毒作用和抗锥虫作用。

【应 用】

1. 糖尿病：菝葜120克，猪胰脏，水煎服。或菝葜叶，水煎代茶饮。

2. 关节痛：菝葜120克，加猪蹄100克，共煎服。

3. 高血压：菝葜、龙葵各15克，玉米须15克。水煎服。

4. 乳糜尿：菝葜、荠菜各30克，水煎服。

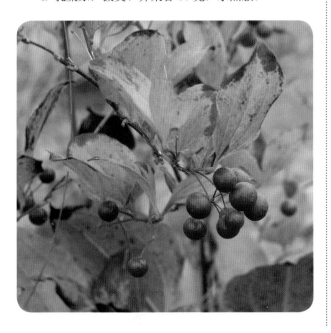

9 土茯苓

【基 源】 土茯苓为百合科植物光叶菝葜的干燥根茎。

【原植物】 别名：羊舌藤、千尾根、山遗粮。常绿攀援状灌木。根状茎短粗，不规则块状，具明显节结，暗褐色，坚硬。茎与枝光滑无刺。叶互生，具鞘和卷须，叶片薄革质，狭椭园状披针形至狭卵状披针形，先端渐尖，基部园形或楔形，全缘，下面常绿色，有时带苍白色。花单性，雌雄异株，绿白色，六棱状球形，10余朵组成伞形花序腋生；花序托膨大，具多枚宿存小苞片；花被裂片6。浆果球形，紫黑色，具粉霜。花期7～8月，果期9～10月。

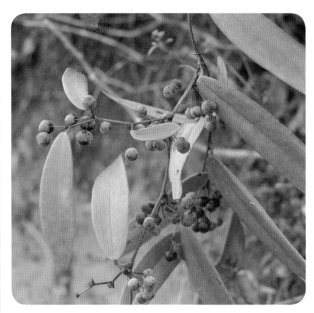

【生境分布】 生于林中、灌丛中。分布于长江流域及以南各省区。

【采收加工】 秋、冬采挖根茎，晒干，或趁鲜切片晒干。

【性状鉴别】 本品干燥根茎为不规则块状，略呈扁圆柱形而弯曲不直，多分歧，有结节状隆起，长约5～15厘米，直径约2～5厘米；表面土棕色或棕色，粗糙，常有刀伤切口及侧根残余部分，上端具茎痕；质坚硬，不易折断，断面粗糙，有粉性，淡棕色；气微，味甘淡。

【炮 制】 用水浸漂，泡透，捞出切片，干燥。

【性味功能】 有清热解毒，除湿，利关节的功能。

【主治用法】 用于风湿性关节炎，消化不良，腹泻，肾炎，膀胱炎，钩端螺旋体病，梅毒，热淋，湿热疮毒。用量10～60克。

【现代研究】

1. 化学成分　本品含有含皂：薯蓣皂甙元甙、鞣质、树脂生物碱、挥发油、己糖、鞣质、植物甾醇及亚油酸、油酸等，另含落新妇甙、异黄杞甙、琥珀酸、胡萝卜甙等成分。

2. 药理作用　本品具有抗肿瘤作用和对棉酚的解毒作用。

【应　用】

1. 小儿疳积：土茯苓、野棉花根等量，研末，冲服。

2. 梅毒：土茯苓、苍耳子、甘草、金银花、白藓皮各 15 克，水煎服。

3. 牛皮癣：鲜土茯苓 60 克。水煎服。

4. 黄疸性肝炎：土茯苓、金樱子根各 60 克，半边莲 15 克。水煎服。

 # 白蔹

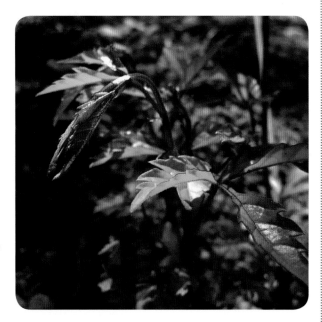

【基　源】　本品为葡萄科植物白蔹的干燥块根。

【原植物】　别名：猫儿卵、山地瓜。木质藤本。块根纺锤形。卷须与叶对生，枝端卷须常渐变成花序。叶为掌状复叶，小叶 3～5，羽状分裂或缺刻；叶轴和小叶柄有狭翅，裂片基部有关节，无毛。聚伞花序，花序梗细长；花小，黄绿色；花萼 5 浅裂，花瓣 5。浆果球形，蓝色或白色，有凹点。花期 6～7 月。

【生境分布】　生于荒山灌木丛中。分布于全国大部分省区。

【采收加工】　春、秋二季采挖，切成纵瓣或斜片，晒干。

【性状鉴别】　本品块根长圆形或纺锤形，多纵切成瓣或斜片。完整者长 5～12 厘米，直径 1.5～3.5 厘米。表面红棕色或红褐色，有纵皱纹、细横纹及横长皮孔，栓皮易层层脱落，脱落处显淡红棕色，剖面类白色或淡红棕色，皱缩不平。斜片呈卵圆形，长 2.5～5 厘米，宽 2～3 厘米，切面类白色或浅红棕色，可见放射状纹理，周边较厚，微翘起或略弯曲。体轻，质硬脆，粉性。气微，味微甜。

【炮　制】　除去茎及细须根，洗净，多纵切成两瓣、四瓣或斜片，晒干。

【性味功能】　味苦、甘、辛，性凉。有清热解毒，消痈散结，生肌，止痛的功能。

【主治用法】　用于痈肿疮毒，发背，疔疮，瘰疬，烫伤，扭伤，血痢，肠风。用量 4.5～9 克。

【现代研究】

1. 化学成分　本品块根含粘质和淀粉，酒石酸，β-谷甾醇，延胡索酸，胡萝卜甙。叶含没食子酸，1，2，6- 三 -O- 没食子酰基 -β-D- 吡喃葡萄糖甙，1，2，3，6- 四 -O- 没食子酰基 -β-D- 吡喃葡萄糖甙，1，2，3，4，6- 五 -O- 没食子酰基 -β-D- 吡喃葡萄糖甙，二没食子酸，1，4，6- 三 -O- 没食子酰基 -β-D- 吡喃葡萄糖甙，2，4，6- 三 -O- 没食子酰基 -D- 吡喃葡萄糖甙，2，3，4，6- 四 -O- 没食子酰基 -D- 吡喃葡萄糖甙，6-O- 二没食子酰基 -1，2，3- 三 -O- 没食子酰基 -β-D- 吡喃葡萄糖甙，槲皮素 -3-O-a-L- 鼠李糖甙，槲皮素 -3-O-（2-O- 没食子酰基）-a-L- 鼠李糖甙等成分。

2. 药理作用　本品具有抑制真菌、辅助镇痛和抗癌作用。

【应　用】

1. 急性炎症，瘰疬，热痱，烫伤，烧伤：白蔹，研粉，酒精调糊涂敷患处。

2. 肿疗，痈肿疮毒：白蔹、白芨、络石藤各 15 克。研末，干撒疮上。

3. 扭挫伤，肿痛：白蔹加食盐。捣烂外敷。

4. 冻疮溃烂：白蔹、黄柏各 15 克。研末，先以汤洗疮，后用香油调涂。

�️ 女萎

【基　源】　本品为毛茛科植物女萎的干燥茎藤或全株。

【原植物】　别名：小木通、白木通、粗糠藤多年生攀援藤本，茎长达 10 米，有纵棱近方形，紫色，密被白色细毛。叶对生，为三出复叶，小叶卵形，不明显 3 浅裂或不分裂，边缘有粗锯齿；上面近无毛，下面疏生短柔毛；叶柄长 1.5 ～ 6 厘米。聚伞花序排成圆锥状，腋生；花白色，萼片 4，外面密生短柔毛；无花瓣；雄蕊多数，无毛。瘦果窄卵形，长约 2 毫米，有短柄，羽状花柱长约 1.2 厘米。花期 8 月。

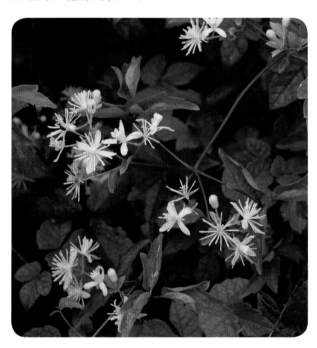

【生境分布】　生于村头，地旁，丘陵，山坡，林边、灌丛中。分布于江苏、安徽、浙江、福建、台湾、湖南、江西、云南等省（自治区）。

【采收加工】　秋季采收茎藤，扎成小把，晒干。

【性味功能】　味辛，性温。有小毒。有消炎消肿，利尿通乳的功能。

【主治用法】　用于肠炎，痢疾，甲状腺肿大，风湿关节痛，尿路感染，乳汁不下，筋骨疼痛，泻痢脱肛。用量 9 ～ 15 克。

【应　用】

1. 乳汁不下：女萎 15 克，通草 6 克，沙参 9 克。炖猪脚服。

2. 久痢脱肛：女萎，烧烟熏患处。

3. 筋骨疼痛：女萎、蔓性千斤拔各 15 克，路边荆 9 克，老钩藤 6 克。水煎服。

�️ 千金藤

【基　源】　本品为防己科植物千金藤的根及藤茎。

【原植物】　别名：金线钓乌龟、野桃草。多年生缠绕藤本。茎下部木质化，小枝圆柱形，有细纵条纹。叶互生，叶柄盾状着生，有细条纹；叶宽卵形或卵形，先端钝，基部近截形或圆形，上面深绿色，有光泽，下面粉白色。雌雄异株，花多数，排成复伞花序，腋生；花小，淡绿色；雄花萼片 6 ～ 8，卵形或倒卵形；花瓣 3 ～ 5，卵形；雌花萼片与花瓣同数，均为 3 ～ 5，无退化雄蕊。核果球形，成熟时红色。花期 5 ～ 6 月。果期 8 ～ 9 月。

【生境分布】　生于山坡，溪旁，路旁，林缘或草丛中。分布于长江以南各省区。

【采收加工】　春、秋季采收，洗净切片，晒干。

【性味功能】　味苦、辛，性寒。有祛风活络，清热解毒，利湿的功能。

【主治用法】　用于风湿性关节炎，偏瘫，痢疾，湿热淋浊，咽痛喉痹，疮疖，毒蛇咬伤等。用量 9 ～ 15 克。水煎服。外用适量，捣烂外敷。研末涂患处。

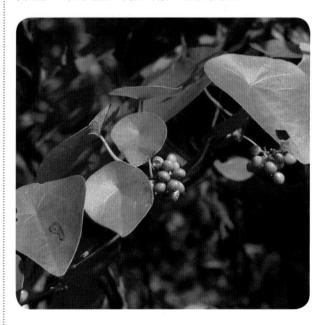

【现代研究】

1. 化学成分　本品茎、根含千金藤碱、表千金藤碱

317

和原千金藤碱等。叶含氧代千金藤默星碱、16-氧代原间千金藤碱、千金藤比斯碱。果实含一种新生物碱原千金藤那布任碱。

2. 药理作用　本品所含的季胺型生物碱轮环藤酚碱有松弛横纹肌的作用，还有致痉作用和降压作用。

【应　用】

1. 痢疾：千金藤根 15 克，水煎服。

2. 脚气肿胀：千金藤根、三白草根、五加皮各 15 克，水煎服。

3. 湿热淋浊：千金藤鲜根 30 克。水煎服。

ɓ 山豆根

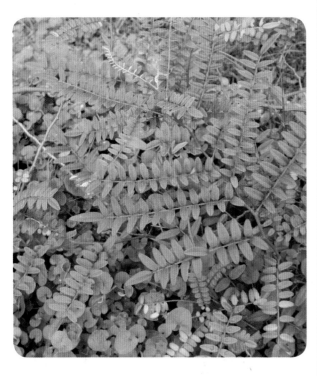

【基　源】　山豆根为豆科植物越南槐的根及根茎。

【原植物】　别名：豆根、广豆根、北豆根、苦豆根。小灌木，直立或平卧，高 1～2 米。根圆柱状，少分枝，根皮黄褐色。茎分枝少，密被短柔毛。奇数羽状复叶，小叶片 11～19，椭圆形或长圆状卵形，长 1～2.5 厘米，宽 0.5～1.5 厘米，顶端小叶较大，先端急尖或短尖，基部圆形，上面疏被短柔毛，下面密被灰棕色短柔毛。总状花序顶生，长 12～15 厘米，密被短毛；小花梗长约 1 厘米，被细毛；花萼阔钟状，外被疏毛，先端 5 齿；花冠黄白色，旗瓣卵圆形，先端凹缺，基部具短爪，翼瓣较旗瓣长，基部耳三角状；雄蕊 10，离生，基部稍宽扁；子房具柄，圆柱形，密被长柔毛，花柱弯曲，柱头圆形，其上簇生长柔毛。荚果长 2～5 厘米，密被长柔毛，于种子间缢缩成念珠状。种子 3～5 粒。花期 5～6 月，果期 7～8 月。

【生境分布】　生于石灰岩山地或岩石缝中。分布于江西、广东、广西、贵州、云南等省区。

【采收加工】　秋季挖根，除去地上茎叶，洗净泥土，晒干。

【药材性状】　根茎呈不规则块状，横向延长，具结节，顶端常残留茎基或茎痕，其下着生根数条。根呈长圆柱形，有时分枝，略弯曲，长短不等，直径 0.3～1.5 厘米。表面棕色至黑棕色，有纵皱纹及横长皮孔。质坚硬，难折断，断面略平坦，浅棕色。微有豆腥气，味极苦。以条粗、质坚、味苦者为佳。

【炮　制】　除去残茎及杂质，浸泡，洗净，润透，切厚片，晒干。

【性味功能】　味苦，性寒，有毒。有清火解毒、消肿止痛的功能。

【主治用法】　用于咽喉牙龈肿痛、肺热咳嗽、烦渴及黄疸、热结便秘等症。外治诸热肿，毒蛇咬伤。用量 3～10 克。外用适量，含漱或捣敷。

【现代研究】

1. 化学成分　本品主要含苦参碱、氧化苦参碱、臭豆碱、槐根碱等生物碱类化合物以及紫檀素、山槐素、柔枝槐素等黄酮类化合物。

2. 药理作用　本品有抗肿瘤、抗心律失常、抗菌、抗炎、抗胃溃疡作用，还有升高白细胞、保肝作用。临床上可用于治疗慢性活动性肝炎、银屑病、癌肿等。

ɓ 黄独（黄药子）

【基　源】　黄药子为薯蓣科植物黄独的块茎。

【原植物】　缠绕草质藤本。块茎卵圆形至长圆形。单叶互生；宽卵状心形或卵状心形，边缘全缘或微波状，叶腋内生胚芽；雄花序穗状下垂，生于叶腋，有时基部花序延长成圆锥形；花被片紫色；雌花序与雄花序相似，常 2 至数个丛生叶腋。蒴果反折下垂，三棱状长圆形。花期 7～10 月，果期 8～11 月。

【生境分布】　多生于河谷边、山谷阴沟或杂木林边缘。分布于全国大部分省区。

【采收加工】 夏末至冬初均可采挖，以9～11月采块茎，晒干。

【性状鉴别】 本品多为横切厚片，圆形或近圆形，直径2.5～7厘米，厚0.5～1.5厘米。表面棕黑色，皱缩，有众多白色、点状突起的须根痕，或有弯曲残留的细根，栓皮易剥落；切面黄白色至黄棕色，平坦或凹凸不平。质坚脆，易折断，断面颗粒状，并散有橙黄色麻点。气微，味苦。

【炮 制】 鲜用或切片晒干。

【性味功能】 味苦、辛，性凉。有小毒。有解毒消肿，清热凉血，化痰散结，消瘿的功能。

【主治用法】 用于甲状腺肿大，淋巴结结核，咽喉肿痛，吐血，咯血，百日咳；痈肿疮毒，疮疖，蛇虫咬伤。用量3～6克；外用适量，捣烂或磨汁涂敷患处。

【现代研究】

1. 化学成分 本品含有β-谷甾醇，黄独素B，7，3′，4′-三羟基-3，5-二甲氧基黄酮，7，4′-二羟基-3，5-二甲氧基黄酮，5，7，3′，4′-四羟基黄-3等成分。

2. 药理作用 本品具有抗炎、抗肿瘤作用，并有止血和抗病毒作用。

【应 用】

1. 甲状腺肿大：黄药子200克，白酒1000毫升浸泡七日。每日100毫升，分3～4次服。

2. 慢性气管炎：黄药子注射液，肌肉注射。

3. 食管癌：黄药子10克，白鲜皮、败酱草各15克，草河车、夏枯草、山豆根各30克。上药共研细面，炼蜜为丸，每丸重9克。每日3次，每次1～2丸。

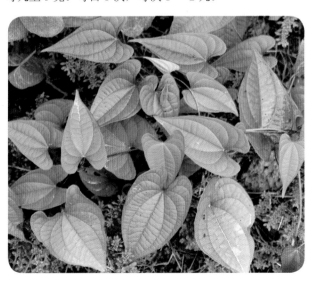

9 地不容

【基 源】 本品为防己科植物地不容的块根。

【原植物】 别名：山乌龟、金不换、地胆。多年生草质藤本，长达数米。块根肥大，扁圆形，外皮厚而粗糙，暗灰褐色，断面黄白色，粉质。茎有时部分为红色，密布淡绿色细点。叶互生，具长柄，盾状着生；叶片近圆形、扁圆形或三角形，通常宽大于长，先端多钝圆，基部圆或近平截，近缘常带红色，全缘或微波状，掌状叶脉7～9条，下面粉白色。单伞形聚伞花序腋生，雌雄异株；小花暗红色。核果圆形，熟时红色。花期夏季。

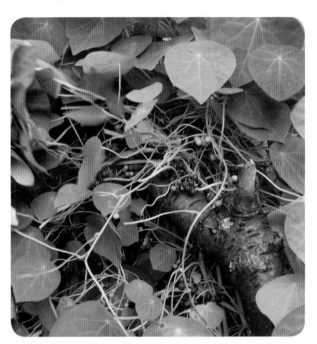

【生境分布】 生于山坡草丛、沟边、岩边等阴湿地方及灌木丛中。分布于四川，云南等省。

【采收加工】 四季可采，秋季为佳，洗净切片，晒干，或煮2小时，去皮晒干。

【性状鉴别】 商品多为横切或纵切片，一般直径2～7厘米，厚0.3～1厘米。质坚脆，易折断，断面灰黄色，隐约右见筋脉纹（三生维管束）环状排列，呈同心圆状。气微，味苦。

【性味功能】 味苦，性寒，有毒。有清热解毒，利湿，截疟，止痛的功能。

【主治用法】 用于胃痛，腹痛，急性胃肠炎，风湿性关节炎，疟疾；外用治痈疖肿毒，湿疹。用量3～6克，水煎服或研粉服每次0.6～1.5克。孕妇及体弱者忌服。

319

【现代研究】

1. 化学成分　本品主要含生物碱，如轮环藤宁碱、头花千金藤碱、左旋箭毒碱、异紫堇定、荷包牡丹碱、青藤碱等。

2. 药理作用　本品所含的头花千金藤碱盐酸盐给小鼠 20 毫克 / 只腹腔注射、狗 100 毫克 / 只肌内注射，对环磷酰胺引起的白细胞减少有升提作用。

【应　用】

1. 胃痛，腹胀：地不容 1.5 克，水煎服。

2. 痈肿初起：地不容研末，与蜂蜜或醋调敷患处。

3. 跌打扭伤：地不容 100 克，泡 250 克酒，三天后外搽。

9　威灵仙

【基　源】　本品为毛茛科植物威灵仙的根及根茎。

【原植物】　别名：老虎须攀援藤本。根丛生，细长圆柱形。根茎圆柱形，淡黄色，皮部脱落呈纤维状。叶对生，1 回羽状复叶；小叶 5，狭卵形或三角状卵形，先端尖，基部宽楔形，全缘，主脉 3 条。圆锥花序顶生或腋生，总苞片线形，密生细毛，萼片 4 或 5，花瓣状，白色或绿白色，外生白色毛；雄蕊多数；子房及花柱上密生白毛。瘦果扁狭卵形，有短毛，花柱宿存，延长成白色羽毛状。花期 5～6 月。果期 6～7 月。

【生境分布】　生于山坡林边或灌丛中。分布于全国大部分省区。

【采收加工】　秋季采挖根及根茎，晒干或切段晒干。

【性状鉴别】　根茎呈柱状；表面淡棕黄色；顶端残留茎基；质较坚韧，断面纤维性；下侧着生多数细根。根呈细长圆柱形，稍弯曲；表面黑褐色，有细纵纹，有的皮部脱落，露出黄白色木部；质硬脆，易折断，断面皮部较广，木部淡黄色，略呈方形，皮部与木部间常有裂隙。气微，味淡。

【炮　制】

威灵仙：拣净杂质，除去残茎，用水浸泡，捞出润透，切段，晒干。

酒灵仙：取威灵仙段，用黄酒拌匀闷透，置锅内用文火微炒干，取出放凉。

【性味功能】　味辛、咸，性温，有小毒。有祛风湿，通经络，止痛的功能。

【主治用法】　用于风湿痹痛，关节不利，四肢麻木，跌打损伤，骨哽咽喉，扁桃体炎，黄疸型性肝炎，丝虫病；外用于牙痛，角膜溃烂。用量 6～10 克；外用适量。

【现代研究】

1. 化学成分　本品主要含威灵仙苷、威灵仙新苷、白头翁素等，又含以常春藤皂苷元和齐墩果酸为苷元的多种皂苷等。

2. 药理作用　本品具有镇痛、利胆、抗菌、对抗组织胺的兴奋及抗利尿作用。还有引产作用，能松弛平滑肌，对鱼骨刺有软化作用，并使局部肌肉松弛，促使骨刺脱落。

【应　用】

1. 腮腺炎：鲜威灵仙，捣烂，米醋浸 3 日，涂敷患处。

2. 急性黄疸型传染性肝炎：威灵仙 9 克研粉，鸡蛋 1 个，麻油煎后服。

3. 关节炎：威灵仙，切碎，入白酒炖服。

4. 扁桃体炎：鲜威灵仙，水煎当茶饮。

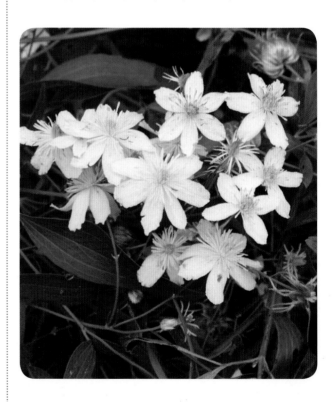

9　茜草

【基　源】　本品为茜草科植物茜草的根及根茎。

【原植物】　别名：小活血、拉拉秧。多年生草本。根丛生，紫红色。茎四棱形，具多数倒生小刺。4 叶轮生，三角状卵形，先端急尖，基部心形，中脉及叶柄生倒钩刺。聚伞花序圆锥状腋生或顶生，花小，淡黄白色；花冠辐状。浆果球形，肉质，红色。花期6～9月。果期8～10月。

【生境分布】 生于路旁、田边。分布于全国大部分地区。

【采收加工】 春、秋季采挖根，晒干或烘干。

【性状鉴别】 本品根茎呈结节状，丛生粗细不等的根。根呈圆柱形，略弯曲；表面红棕色或暗棕色，具细纵皱纹及少数细根痕；皮部脱落处呈黄红色。质脆，易折断，断面平坦皮部狭，紫红色，木部宽广，浅黄红色，导管孔多数。无臭，味微苦，久嚼刺舌。

【炮 制】

茜草：除去杂质，洗净，润透，切厚片或段，干燥。

茜草炭：取茜草片或段，照炒炭法炒至表面焦黑色。

【性味功能】 味苦，性寒。有凉血，止血，活血祛瘀，通经活络，止咳化痰功能。

【主治用法】 用于吐血、衄血、尿血、便血、崩漏，经闭腹痛，风湿关节痛，跌打损伤，慢性气管炎，神经性皮炎。用量6～9克。水煎服。外用适量，研粉调敷或煎水洗患处。

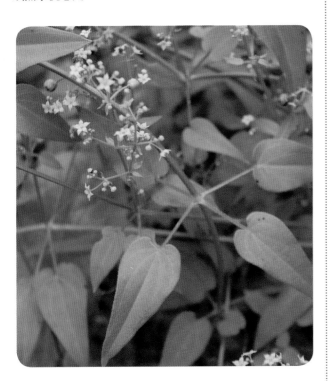

【现代研究】

1. 化学成分 本品含茜草素、茜草素、异茜草素等蒽醌衍生物和2-甲酯基-3-异戊烯基-1，4-萘氢醌-双-β-D-葡萄糖苷等萘氢醌衍生物以及齐墩果酸乙酸酯、齐墩果醛乙酸酯等三萜化合物。

2. 药理作用 本品有轻度止血作用，还有抗病原微生物、止咳、祛痰作用，其煎剂能对抗乙酰胆碱的收缩作用，根的水提取物对离体豚鼠子宫有兴奋作用。另外还有降压消炎作用。

【应 用】

1. 血痢：茜草、当归、黄芩各9克，地榆、生地各12克，栀子6克，川连4.5克。水煎服。

2. 血热经闭：茜草30克，酒水各半煎服。

3. 老年慢性气管炎：鲜茜草30克，鲜含羞草根90克，鲜红背叶60克。水煎服。

4. 跌打损伤、风湿关节痛：茜草15克，红花9克，赤芍12克。水煎服。或浸酒服。

9 粉防己

【基 源】 防己为防己科植物粉防己的根。

【原植物】 别名：石蟾蜍、汉防己、金丝吊鳖多年生缠绕藤本。根圆柱形，外皮具横行纹理。茎柔弱，有扭曲的细长纵条纹。叶互生，叶柄盾状着生，叶片薄纸质，三角宽卵形，先端钝，具细小突尖，基部截形，上面绿色，下面灰绿色至粉白色，两面均被短柔毛，面较密，全缘，掌状脉5条。雌雄异株，雄花聚集成头状聚伞花序，呈总状排列；雌花成缩短的聚伞花序，核果球形，熟时红色。花期5～6月，果期7～9月。

【生境分布】 生于山坡、草丛及灌木林。分布于南方大部分省区。

【采收加工】 秋季采挖，洗净，除去粗皮，晒至半干，切段，个大者再纵切，干燥。

【性状鉴别】 本品根不规则圆柱形，或剖切成半圆柱形或块状，常弯曲，弯曲处有深陷横沟而呈结节状，长5～15厘米，直径1～5厘米。表面灰黄色，有细皱纹及横向突起的皮孔。质坚重，断面平坦，灰白色，粉性。气微，味苦。

【炮 制】 除去粗皮，晒至半干，切段或纵剖，干燥；炒防己：取防己片，置锅内用文火加热，炒至微焦表面微黄色，取出放凉。

【性味功能】 味苦，性寒。有利水消肿、祛风止痛的功能。

【主治用法】 用于水肿、小便不利、风湿痹痛、下肢湿热。用量4.5～9克。

【现代研究】

1. 化学成分 本品含多种异喹啉生物碱，主要有粉防己碱、防己诺林碱、轮环藤酚碱、二甲基粉防己碱以及小檗胺等。

2. 药理作用 本品具有抗炎、抗过敏作用，解热、利尿及抗过敏休克作用，抗癌作用，对血小板粘附和血栓形成也有抑制作用，并具肌肉松弛作用。

【应　用】

1. 四肢浮肿，脚气：粉防己、黄芪各12克，白术9克，甘草梢4.5等。水煎服。

2. 关节痛，麻木：防己、威灵仙12克，蚕砂9克，鸡血藤15克。水煎服。

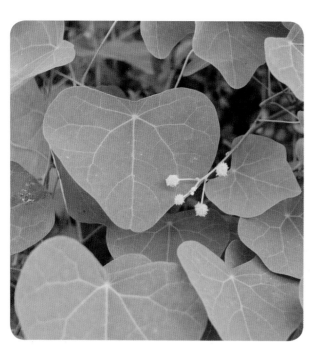

 广防已

【基　源】 防己为马兜铃科植物广防已的根。

【原植物】 别名：防己，马兜铃。木质藤本；块根条状，具木栓层，断面粉白色；枝密被褐色长柔毛。叶薄革质或纸质，长圆形或卵状长圆形，全缘。花单生或3～4朵排成总状花序，生于老茎近基部，密被棕色长柔毛。花被管中部弯曲，弯曲处至檐部较下部短而狭，紫红色，外面密被褐色茸毛。蒴果圆柱形6棱。花期3～5月，果期7～9月。

【生境分布】 生于山坡灌丛或疏林中。分布于广东、广西等省区。

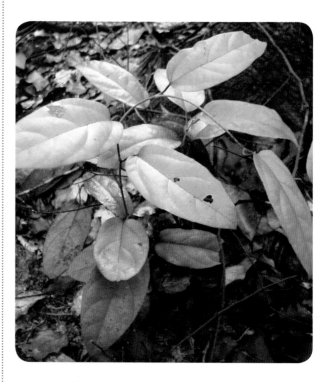

【采收加工】 秋季采挖，刮去栓皮，切段，粗根纵剖2～4瓣，晒干。

【性状鉴别】 本品干燥根呈圆柱型，屈曲不直。表面黑褐色，有深陷而扭曲的沟纹，可见横长的皮孔状物及除去枝根的痕迹。质较坚硬，呈木质性，不易折断。断面黄白色，无粉质，皮部极薄，木部可见放射状狭窄的导管群穿过。气无，味微苦。

【炮　制】 原药材用水洗净，捞出润透，切片，晒干。

【性味功能】 味苦，性寒。有祛风止痛，清热利水的功能。

【主治用法】 用于湿热身痛，风湿痹痛，下肢水肿，小便不利。用量4.5～9克。

【现代研究】

1. 化学成分 本品含马兜铃酸，木兰花碱，尿囊素，马兜铃内酰胺，β-谷甾醇等。

2. 药理作用 本品有镇痛、抗炎、抗菌、抗过敏、抗心律失常、抗肿瘤、降血糖等作用。

【应　用】

1. 高血压：防己，制成片剂，口服。

2. 遗尿，小便涩：防己、葵子、防风。水煎服。

3. 风湿性关节炎急性发作：防己、黄芪各 12 克，白术 6 克，生姜 3 片，大枣 4 枚。水煎服。

4. 心力衰竭所致水肿和喘息：防己、党参各 12 克，桂枝 6 克，生石膏 18 克，水煎服。

§ 木防己

【基　源】　本品为防己科植物木防己的根。

【原植物】　缠绕藤本。根圆柱形，黄褐色，断面黄白色，有放射状纹理。小枝纤细而韧，有纵线纹和柔毛。叶互生，宽卵形或卵状长圆形，基部楔形或略呈心形，全缘或 3 浅裂，中央裂片较长，两面被短柔毛。圆锥聚伞花序腋生，小花淡黄色，雌雄异株；花萼 6 片，二轮；花瓣 6 片，二轮，较花萼小，先端 2 裂。核果近球形，蓝黑色，有白粉。花期 7 ～ 8 月。果期 9 ～ 10 月。

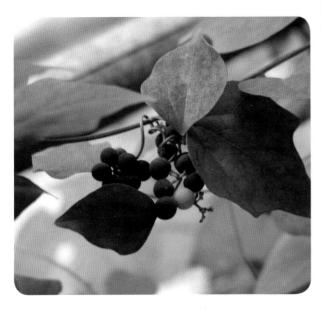

【生境分布】　生于山坡草地及灌木丛中。我国大部分省区有分布。

【采收加工】　春、秋采挖，洗净，切片，晒干。

【性状鉴别】　本品根呈不规则的圆柱形，直径约 1.5 厘米。表面黄褐色或灰棕色，略凹凸不平，有明显的纵沟及少数横皱纹。质坚硬，断面黄白色，有放射状纹理。味苦。

【炮　制】　除去杂质，水浸半日，洗净，取出分档，润透，切厚片，晒干。

【性味功能】　味苦，性寒。有祛风止痛，利尿消肿，解毒，降血压的功能。

【主治用法】　用于风湿关节痛，肋间神经痛，急性肾炎，尿路感染，高血压病，风湿性心脏病、水肿；外用治毒蛇咬伤。用量 6 ～ 15 克。

【现代研究】

1. 化学成分　本品根含多种生物碱，如木兰碱、木防己碱、高木防己碱、木防己胺碱及木防己新碱等。

2. 药理作用　本品有镇痛、抗炎、抗菌、抗过敏、抗心律失常和降压等作用。

【应　用】

1. 尿路感染：木防己、黄芪、茯苓各 9 克，桂枝 6 克，甘草 3 克。水煎服。

2. 毒蛇咬伤：木防己适量，捣烂外敷患处。

3. 咽喉肿痛：木防己根 15 ～ 30 克，水煎，咽服。

§ 通脱木（通草）

【基　源】　通草为五加科植物通脱木的干燥茎髓。

【原植物】　别名：大通草、通花五加。灌木或小乔木。茎髓大，纸质。叶大，集生于茎顶，近圆形，掌状 5 ～ 11 裂，再分裂为 2 ～ 3 小裂片，先端渐尖，基部心形，边缘具疏锯齿，有星状毛。圆锥花序大型，由多数球状聚伞花序集成，密生白色星状绒毛，花黄白色。核果状浆果，球形，紫黑色。花期 10 ～ 12 月，果期次年 1 ～ 2 月。

【生境分布】　生于山坡向阳处。分布于我国黄河以南各省区。

【采收加工】　秋季采收树杆，趁鲜用取出茎髓，晒干。

【性状鉴别】　本品呈圆柱形，表面白色或淡黄色，有浅纵沟纹。体轻，质松软，稍有弹性，易折断，断面平坦，显银白色光泽，中部有直径 0.3 ～ 1.5 厘米的空心或半透明的薄膜，纵剖面呈梯状排列，实心者少见。无臭，无味。

【炮　制】　通脱木：拣去杂质，切片；

朱通脱木：取通草片，置盆内喷水少许，微润，加朱砂细粉，撒布均匀，并随时翻动，至外面挂匀朱砂为度，取出，晾干。

【性味功能】　味甘、淡，性寒。有清热利水，通气下乳的功能。

【主治用法】　用于小便不利，尿路感染，乳汁不下，水肿等。用量 3 ～ 6 克。水煎服。

【现代研究】

1. 化学成分　本品含灰分、脂肪、蛋白质、粗纤维、戊聚糖。尚含糖醛酸等成分，其一部分存在于聚 β-D- 半乳糖醛酸。

2. 药理作用　本品具有利尿作用。

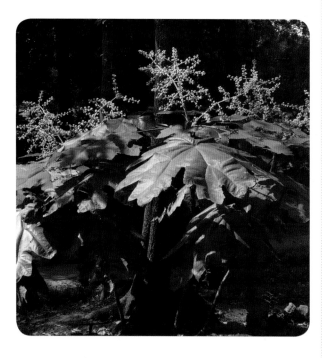

【应　用】

1. 尿赤，小便不利：通草、滑石、生地、淡竹叶。

2. 乳汁不通：通草 6 克，炙山甲、王不留行各 9 克。

3. 水肿，淋浊：通草、茯苓皮、滑石、泽泻、白术。

4. 肾炎水肿：通草、木猪苓各等份。研末，米汤调服。

附注：通脱木根也作药用。味淡，性寒。有行气，利水，消食，下乳的功能。用于水肿，淋病，食积饱胀，乳汁不通。用量6—9克。

 钩藤

【基　源】　本品为茜草科植物钩藤的带钩茎枝。

【原植物】　别名：双钩藤、钓藤、圆钩藤。木质藤本。钩与枝光滑无毛。钩状变态枝生于叶腋，钩尖向下弯曲，似鹰爪。叶对生，纸质，椭圆形；托叶 2 深裂，裂片线状锥形，多脱落。头状花序腋生或顶生的总状花序，花黄色；花冠合生，管状，先端 5 裂，外被粉状柔毛，喉部内具短柔毛。蒴果倒卵状椭圆形，疏被柔毛，花萼宿存。

花期 6 ～ 7 月，果期 10 ～ 11 月。

【生境分布】　生于山谷、灌丛中。分布于我国南方大部分省区。

【采收加工】　春、秋季，割下带钩的藤，晒干，或置锅内蒸后再晒干。

【性状鉴别】　本品茎枝圆柱形或类方柱形，直径 2 ～ 6 毫米。表面红棕色至紫棕色或棕褐色，上有细纵纹，无毛。茎上具略突起的环节，对生两个向下弯曲的钩或仅一侧有钩，钩长 1-2 厘米，形如船铺，先端渐尖，基部稍圆。钩基部的枝上可见叶柄脱落后凹点及环状的托叶痕。体轻，质硬。横截面外层棕红色，髓部淡棕色或淡黄色。气微，味淡。

【炮　制】　拣去老梗、杂质，洗净，晒干。

【性味功能】　味甘，性凉。有清热平肝，熄风止惊的功能。

【主治用法】　用于小儿高热，惊厥抽搐，小儿夜啼，高血压病，头晕目眩，神经性头痛等。入煎剂宜后下。用量 6 ～ 15 克。

【现代研究】

1. 化学成分　本品含 2- 氧代吲哚类生物碱；异去氢钩藤碱，异钩藤碱退职为异钩藤酸甲酯，去氢钩藤碱，钩藤碱，此外还含地榆素，甲基 6-0- 没食子酰原矢车菊素，糖脂，缝籽木萋甲醚等成分。

2. 药理作用　本品具有降压作用、镇静和抗惊厥作用，并有抑制血小板聚集和抗血栓形成作用，对子宫平滑肌也有收缩作用。

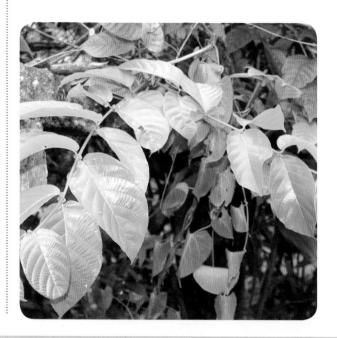

【应　　用】

1. 高血压：钩藤100～125克，水煎10～20分钟，饮服。

2. 全身麻木：钩藤、黑芝麻、紫苏各21克。水煎服。

3. 高血压病，肝阳上升，风热头痛眩晕，面红目赤：钩藤、桑叶、菊花、夏枯草各9克。水煎服。

4. 急惊风发热，痉挛抽搐：钩藤15克，犀角4.5克，天麻10克，金蝎3克，木香5克，甘草3克。水煎服。

§ 毛钩藤

【基　　源】　钩藤为茜草科植物毛钩藤带钩的茎枝。

【原 植 物】　藤本；小枝方形或近圆柱形，钩与枝同被柔毛，钩灰棕色或灰白色。叶对生，革质，椭圆形或卵形，下面被长粗毛；托叶2裂。裂片顶端长渐尖。头状花序，球形，单个腋生或顶生；总花梗被毛，中部着生6枚以上的苞片；花萼密被粗毛；花冠合生，上部5裂淡黄或淡红色，外面密被粗毛；尤以裂片上较密。蒴果纺锤形，被疏粗毛。花期3月。

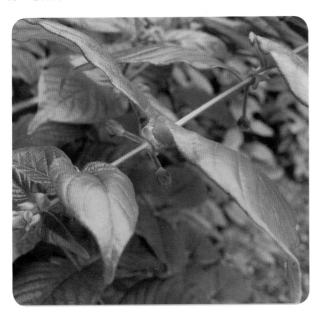

【生境分布】　生于山谷林下，溪畔或灌丛中。分布于台湾、福建、广东、广西、贵州。

【采收加工】　于9月至翌年4月，剪取带钩的茎段，清除残叶、老枝后晒干。

【炮　　制】　拣去老梗、杂质，洗净，晒干。

【性味功能】　味甘苦，性微寒。有清热平肝，息风定惊的功能。

【主治用法】　用于头痛眩晕，惊痫，妊娠子痫，高血压症。用量3～12克。

【现代研究】

1. 化学成分　本品含有生物碱如钩藤碱、异钩藤碱等，此外还含有金丝桃苷、儿茶素等酚性成分。

2. 药理作用　本品具有降压作用、镇静和抗惊厥作用，并有抑制血小板聚集和抗血栓形成作用，对子宫平滑肌也有收缩作用。

【应　　用】

1. 小儿高热抽搐：钩藤6～15克，水煎服。

2. 风湿性关节炎，坐骨神经痛：钩藤15～20克，水煎服。

§ 大叶钩藤（钩藤）

【基　　源】　钩藤为茜草科植物大叶钩藤的带钩茎枝。

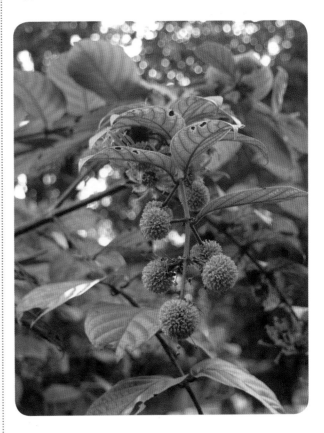

【原 植 物】　别名：钩藤、方钩藤。藤本，幼枝方形至略具棱角，钩与枝密被褐色或锈色粗毛，茎枝方柱形，两侧有较深纵沟，钩粗大，钩端膨大如珠，髓中空。

325

末端膨大成小球。叶大，革质，卵形至阔椭圆形，近光滑，背面被有稀疏或稠密的黄褐色粗毛，托叶深二裂。裂片窄卵形。头状花序横过花萼，单生，无花间小苞片；萼裂片线状披针形，花冠淡黄色，外面被毛。蒴果有长梗，纺锤形，被粗毛。

【生境分布】 生于潮湿林下或灌丛。分布于广东、广西、云南等省区。

【采收加工】 9月至翌年4月，剪取带钩的茎段，除去残叶后，晒干。

【性状鉴别】 本品茎枝方柱形，两侧有较深的纵沟，直径2～5毫米。表面灰棕色至浅棕色，被褐色毛，尤以节部及钩端明显。钩长1.7～3.5厘米，向内深弯几成半圆形，末端膨大成小球。断面髓部通常中空，偶有髓。

【性味功能】 味甘，性凉。有清热平肝，息风定惊的功能。

【炮　制】 拣去老梗、杂质，洗净，晒干。

【主治用法】 用于头痛眩晕，感冒夹惊，惊痫抽搐，妊娠子痫，高血压症等。用量3～12克。入煎剂宜后下。

【现代研究】

1. 化学成分 本品含2-氧化吲哚类生物碱：异钩藤碱，钩藤碱，柯诺辛碱，柯诺辛碱B等成分。

2. 药理作用 本品具有降压作用、镇静和抗惊厥作用，并有抑制血小板聚集和抗血栓形成作用，对子宫平滑肌也有收缩作用。

【应　用】
同钩藤。

9 白钩藤（钩藤）

【基　源】 钩藤为茜草科植物白钩藤的干燥带钩茎枝。

【原植物】 别名：无柄果钩藤。藤本。小枝方形，枝节和钩被粗毛。钩幼时被疏毛。叶近革质，椭圆形或椭圆状长圆形，两面无毛。叶两面无毛。叶背具角质样光泽，干时常为粉白色。托叶深2裂达全长2/3以上，裂片窄三角形。头状花序横过花萼，单生或聚伞圆锥花序。花明显无柄。花间小苞片线形或有时近匙形；花萼裂片短而钝，圆形，被绢毛；花冠黄白色，高脚碟状，仅裂片被毛。小蒴果无柄，纺锤形，宿存萼裂片舌状。花果期3～12月。

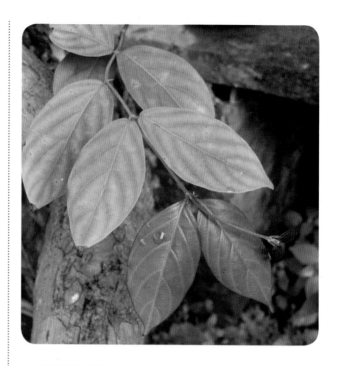

【生境分布】 生于密林下或林谷灌丛中。分布于广东、广西和云南等。

【采收加工】 9月至翌年4月，剪取带钩的茎段，除去残叶后，晒干。

【性状鉴别】 本品呈方柱形，直径1.2～4毫米．表面棕黄色，四面均有一纵沟。被褐色柔毛，以节部及钩端较多，钩长1.3～1.8厘米，钩与茎着生成110～130°角，弯曲部较圆，向内深旋，断面黄白色。显微鉴别：茎（直径3毫米）横切面：方形，木质部向内呈弧状突出，使髓部略呈"十"字形。

【炮　制】 拣去老梗、杂质，洗净，晒干。

【性味功能】 味甘，性凉。有清热平肝，息风定惊的功能。

【主治用法】 用于头痛眩晕，感冒夹惊，惊痫抽搐，妊娠子痫，高血压症等。用量3～12克。入煎剂宜后下。

【现代研究】

1. 化学成分 本品含钩藤碱、异钩藤碱、克诺辛碱、克诺辛碱B及毛钩藤碱等成分。

2. 药理作用 本品具有降压作用、镇静和抗惊厥作用，并有抑制血小板聚集和抗血栓形成作用，对子宫平滑肌也有收缩作用。

【应　用】
同钩藤。

♀ 华钩藤（钩藤）

【基　源】　钩藤为茜草科植物华钩藤的带钩枝条。

【原植物】　木质藤本，全体光滑无毛，茎枝呈方柱形，钩近于腋生，钩基部扁宽，先端常留萎缩苞痕。叶对生，膜质。椭圆形，先端渐尖，基部圆形，全缘；托叶宿存，不裂，全缘，半圆形，头状花状；横过花萼，横过花萼，花萼管状，5裂，密被灰色小粗毛；花冠管状，5裂；裂片线状矩圆形。蒴果棒状，被紧贴的长柔毛。种子细小，两端有翅，花期6～7月，果期10～11月。

【生境分布】　生于山谷疏林中。分布于湖北、广西、四川、贵州、云南等地。

【采收加工】　春秋采收带钩的嫩枝，晒干，或置锅内蒸后晒干。

【性状鉴别】　本品茎枝方柱形，四角有棱，直径2～5毫米。表面黄绿色或黄棕色。钩长1.3～2.8厘米，弯曲成长钩状。钩基部枝上常留有半圆形反转或不反转的托叶，基部扁阔。体轻，质松。断面髓部白色。

【炮　制】　拣去老梗、杂质，洗净，晒干。

【性味功能】　味甘，性微寒。有清热镇惊，平肝熄风的功能。

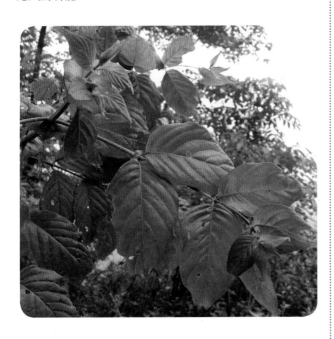

【主治用法】　用于头痛眩晕，感冒夹惊，惊厥抽搐，妊娠子痫及高血压症。用量3～12克。

【现代研究】

1. 化学成分　本品含有异翅柄钩藤酸，翅柄钩藤酸，四氢鸭脚木碱，异翅柄钩藤碱，异钩藤碱，钩藤碱、异钩藤碱N-氧化物，尚含东莨菪素等成分。

2. 药理作用　本品具有降压作用、镇静和抗惊厥作用，并有抑制血小板聚集和抗血栓形成作用，对子宫平滑肌也有收缩作用。

【应　用】　同钩藤。

♀ 白英

【基　源】　本品为茄科植物白英的干燥全草。

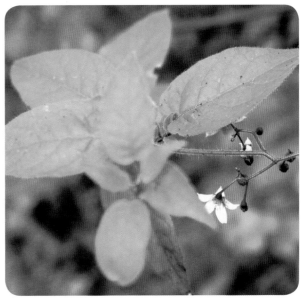

【原植物】　别名：白毛藤、白草、葫芦草。多年生草质藤本，基部木质化，密生具节长柔毛。叶互生，琴形，顶端渐尖，基部3～5深裂。聚伞花序顶生或与叶对生，花萼杯状，5浅裂，宿存；花冠蓝紫色或白色，5深裂，反折。浆果球形，黑红色。种子白色，扁平。花期7～9月，果期10～11月。

【生境分布】　生于路边，山坡，灌木丛中。分布于甘肃、陕西、山西、河南、山东、江苏、浙江、安徽、江西、福建、台湾、广东、广西、湖南、湖北、四川、云南等省区。

【采收加工】　夏、秋季采收全草，鲜用或晒干。

【炮　制】　洗净，晒干或鲜用。

327

【性味功能】 味苦、甘，性平。有清热解毒，祛风利湿，化瘀，抗癌的功能。

【主治用法】 用于湿热黄疸，感冒发热，慢性肾炎，白带过多，风湿性关节炎，丹毒，疔疮等症。用量9～30克。

【现代研究】

1. 化学成分 本品含有生物碱，主有番茄烯胺、澳洲茄胺和蜀羊泉碱等成分；叶中还有含量较多的α-苦茄碱和β-苦茄碱、较少的澳洲茄碱以及痕量的澳洲茄边碱等成分。

2. 药理作用 本品具有抗肿瘤作用和抗真菌、抗炎作用，临床亦用于治疗性黄疸型肝炎。

【应用】

1. 胆囊炎、胆石症，肝脾肿大、肾性水肿：白英全草150克，茵陈15克。水煎服。

2. 淋巴结核：白英50克，夏枯草15克，水煎当茶饮。

3. 湿热黄疸：白英、天胡荽各30克，虎刺根15克。水煎服。

4. 肺癌：鲜白英125克，寄生50克，红糖15克。水煎服。

§ 乌蔹莓

【基源】 本品为葡萄科多年生蔓生草本植物乌蔹莓的全草或单用根及叶。

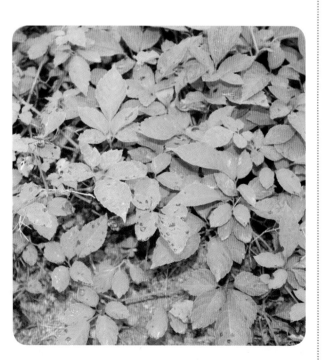

【原植物】 别名：乌蔹草、五叶藤、五爪龙、母猪藤。多年生草质藤本。茎带紫红色，有纵棱；卷须二歧分叉，与叶对生。鸟趾状复叶互生；小叶5，膜质，椭圆形、椭圆状卵形至狭卵形，长2.5～8厘米，宽2～3.5厘米，先端急尖至短渐尖，有小尖头，基部楔形至宽楔形，边缘具疏锯齿，两面脉上有短柔毛或近无毛，中间小叶较大而具较长的小叶柄，侧生小叶较小；叶柄长可达4厘米以上；托叶三角状，早落。聚伞花序呈伞房状，通常腋生或假腋生，具长梗，有或无毛；花小，黄绿色；花萼不明显；花瓣4，先端无小角或有极轻微小角；雄蕊4，与花瓣对生；花盘肉质，浅杯状；子房陷于4裂的花盘内。浆果卵圆形，径6～8毫米，成熟时黑色。花期5～6月，果期8～10月。

【生境分布】 生长于旷野、山谷、林下、路旁。分布于我国山东、长江流域至广东、福建等省。

【采收加工】 夏、秋两季采收，晒干用或鲜用。

【性味功能】 味酸、苦，性寒。有清热解毒，凉血消肿，利尿的功能。

【主治用法】 用于咽喉肿痛、疖肿、痈疽、疔疮、痢疾、尿血、白浊、跌打损伤、毒蛇咬伤。用量：15～30克，鲜者加倍，煎服。外用：适量。

【现代研究】

1. 化学成分 全草含阿拉伯聚糖、黏液质、硝酸钾、甾醇、氨基酸、酚性成分、黄酮类。根含生物碱、鞣质、淀粉、树胶。果皮中含乌蔹甙。

2. 药理作用 水煎剂试管内能抑制钩端螺旋体的生长。

【应用】

1. 化脓性感染：取新鲜全草或茎叶洗净，捣烂如泥，敷于患处；或取叶、根研成细末，和凡士林调成20%的软膏；或取其原汁烘干碾粉外用，每日换药1次。

2. 接骨及消肿：取洗净泥沙、剔去硬结的新鲜根500克，糯米饭半碗，捶成膏敷患处；或在秋冬时采根洗净切片晒干，研成粉末，密封，用时以白酒调成糊状敷于患处。一般敷药12～24小时，如局部感灼热应立即换药，否则容易发泡，一般敷3～7日即可。

§ 葎草

【基源】 本品为桑科植物草的全草。

【原植物】 缠绕草本，有倒钩刺，茎有纵棱。

叶对生，上部互生，肾状五角形，掌状5深裂，先端尖，基部心形，边缘有粗齿。花单性，雌雄异株，花序腋生；雄花成圆锥花序，淡黄绿色；雌花10余朵集成短穗状花序，每2朵雌花有1白毛刺苞片。果穗绿色，先端长尾尖。瘦果扁圆形，淡黄色。花期7～8月。果期8～9月。

【生境分布】 生于旷野、路边。分布于全国大部分地区。

【采收加工】 夏、秋采集，切段晒干备用。

【性状鉴别】 本品叶皱缩成团。完整叶片展平后为近肾形五角状，掌状深裂，裂片5～7，边缘有粗锯齿，两面均有毛茸，下面有黄色小腺点；叶柄长5～20厘米，有纵沟和倒刺。茎圆形，有倒刺和毛茸。质脆易碎，茎断面中空，不平坦，皮、木部易分离。有的可见花序或果穗。气微，味淡。

【炮 制】 净制：除去木质茎、残根及杂质；

切制：除去杂质、木质茎、残根、淋水稍润，切段、晒干，筛去灰屑。

【性味功能】 味甘、苦，性寒。有清热解毒，利尿消肿的功能。

【主治用法】 用于肺结核潮热，胃肠炎，痢疾，感冒发热，小便不利，肾盂肾炎，急性肾炎，膀胱炎，泌尿系结石，淋病，疟疾，肺脓疡；用量9～18（鲜品60～120克），水煎服；或捣汁。外用适量，捣敷或煎水熏洗，用于痈疖肿毒，湿疹，毒蛇咬伤，癞疮，痔疮，瘰疬等。

【现代研究】

1. 化学成分 本品含木犀草素、葡萄糖甙、胆碱及天门冬酰胺，其他尚有挥发油、鞣质及树脂；球果含葎草酮及蛇麻酮，叶含大波斯菊甙、牡荆素；挥发油中主要含β-葎草烯、石竹烯、α-玷巴烯、α-芹子烯、β-芹子烯和γ-毕澄茄烯等成分。

2. 药理作用 本品具有抗菌、抗真菌、抗结核杆菌作用，并可利尿。

【应 用】

1. 皮肤湿疹，脚癣，痔疮 鲜葎草，煎水洗或外敷患处。

2. 痢疾，小便淋沥：葎草100克，水煎，饭前服。

3. 蛇、蝎螫伤：鲜葎草，雄黄3克。捣烂敷贴。

4. 呼吸道炎，扁桃体炎，上感：鲜葎草，水煎服。

6 络石藤

【基 源】 本品为夹竹桃科植物络石的带叶藤茎。

【原植物】 别名：爬墙虎、石龙藤、感冒藤常绿木质藤本，具乳汁。茎褐色，多分枝，嫩枝被柔毛。叶对生，卵状披针形或椭圆形，先端短尖或钝圆，基部宽楔形或圆形，全缘，被细柔毛。聚伞花序腋生或顶生；花白色，高脚碟状；花冠反卷，5裂，右向旋转排列，有柔毛。果长圆形，近于水平展开。种子线形而扁，褐色，顶端具种毛。花期4～5月，果熟期10月。

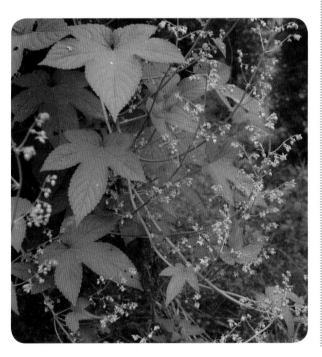

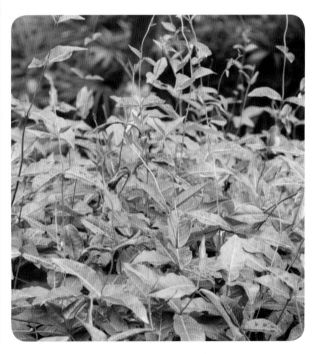

【生境分布】　生于山野、荒地，攀缓附生于其它植物上。分布于全国大部分省区。

【采收加工】　秋季落叶前，采收茎叶，晒干。

【性味功能】　味苦，性平。有祛风通络，凉血消肿的功能。

【主治用法】　用于风湿性关节痛，腰膝酸疼，扁桃体肿大，痛肿。用量 5 ～ 10 克。

【应　　用】

1. 风湿关节痛、肌肉痛、四肢拘挛：络石藤、千年健、桑寄生、独活，酒浸或水煎服。

2. 扁桃体炎、咽喉炎：络石藤 15 克，射干、紫菀各 9 克，木通 6 克，赤茯苓 12 克，桔梗 4 克。水煎服。

3. 关节炎：络石藤、五加皮、牛膝各 9 克。水煎服，白酒引。

ᕴ 薜荔果

【基　　源】　薜荔果为桑科植物薜荔的聚花果；薜荔藤叶也供药用。

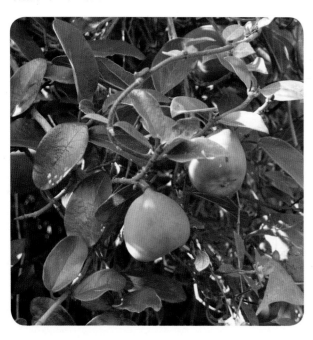

【原植物】　别名：凉粉藤、糖馒头、冰粉子。常绿攀援灌木，有乳汁。茎灰褐色，多分枝；幼枝有细柔毛，幼时作匍匐状，节上生气生根。不育幼枝的叶小，互生，近于无柄；能育枝的叶革质椭圆形，先端钝，基部圆形或稍心脏形，全缘。隐头花序；花单性，小花多数，着生在肉质花托的内壁上，花托单生于叶腋。花期 5 ～ 6 月。

果期 10 月。

【生境分布】　生于低海拔丘陵地区，山坡树木间或断墙破壁上。分布于长江以南各省区。

【采收加工】　花序托成熟后采摘，纵剖成 2 ～ 4 片，除去花序托内细小的瘦果，剪去柄，晒干。

【性状鉴别】　本品种子圆球形或近球形。表面黑色，少数红棕色，略有光泽，密布细小颗粒状突起。种脐圆点状，下陷，色较浅，种脐的一侧有 1 带形凹沟，沟内颗粒状突起呈纵行排列。质硬，难破碎。除去种皮后可见白色的胚乳，胚弯曲成环状。子叶 2 枚。气无，味淡。

【性味功能】　味甘，性凉。有壮阳固精，利湿通乳，活血，消肿的功能。

【主治用法】　用于乳汁不足，乳糜尿，淋浊，遗精，阳痿，月经不调，便血。用量 6 ～ 15 克，水煎服。

【现代研究】

1. 化学成分　本品种子含王不留行皂苷 A、B、C、D 以及王不留行黄酮苷、异肥皂草苷。还含植酸钙镁、磷脂、豆甾醇等。

2. 药理作用　本品有抗早孕作用。

【应　　用】

1. 产后乳汁不足、乳少：鲜薜荔果 60 克，猪蹄 1 只，酒、水各半同煎，服汤食肉，每日 1 剂。

2. 慢性肾炎水肿：薜荔果 120 克，水煎 1 小时去渣，加红米 90 克，煮饭食，连食 7 日。

3. 大便秘结：薜荔果 9 克，虎杖 6 克，水煎代茶饮。

ᕴ 扶芳藤

【基　　源】　本品为卫矛科植物扶芳藤的茎叶。

【原植物】　别名：岩青藤、千斤藤、拾络藤、换骨筋、爬墙虎、爬行卫矛。常绿或半常绿灌木，匍匐或攀援，高约 1.5 米。枝上通常生长细根并具小瘤状突起。叶对生，广椭圆形或椭圆状卵形以至长椭圆状倒卵形，长 2.5 ～ 8 厘米，宽 1.5 ～ 4 厘米，先端尖或短锐尖，基部阔楔形，边缘具细锯齿，质厚或稍带革质，上面叶脉稍突起，下面叶脉甚明显；叶柄短。聚伞花序腋生；萼片 4；花瓣 4，绿白色，近圆形，径约 2 毫米；雄蕊 4，着生于花盘边缘；子房上位，与花盘连生。蒴果球形。种子外被橘红色假种皮。花期 6 ～ 7 月，果期 9 ～ 10 月。

【生境分布】　分布于我国华北、华东、华中、西南各地。庭院中也有栽培。

【采收加工】　全年可采，晒干。

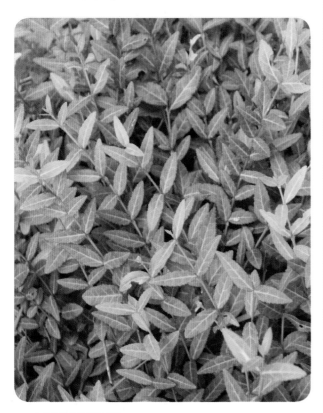

【性状鉴别】　茎枝呈圆柱形。表面灰绿色，多生细根，并具小瘤状突起。质脆易折，断面黄白色，中空。叶对生，椭圆形，长2～8厘米，宽1～4厘米，先端尖或短锐尖，基部宽楔形，边缘有细锯齿，质较厚或稍带革质，上面叶脉稍突起。气微弱，味辛。

【性味功能】　味辛，性平。有舒筋活络，止血消瘀的功能。

【主治用法】　用于咯血，月经不调，功能性子宫出血，风湿性关节痛；外用治跌打损伤，骨折，创伤出血。用量：30～60克，煎汤或浸酒，内服。外用：捣敷或干粉外撒。

【应　用】

1. 跌打损伤：扶芳藤茎100克，泡酒服。

2. 癞头：扶芳藤嫩叶尖50克，捣烂，调煎鸡蛋1～2个，摊纸上做成帽样，戴头上；3日后，又将扶芳藤嫩叶尖混合核桃肉捣烂包于头上，每日换1次。

6　常春藤

【基　源】　本品为五加科植物常春藤的茎、叶。

【原植物】　常绿攀援灌木，有气生根；嫩枝有锈色鳞片。单叶互生，革质，二型，营养枝上叶为三角状卵形或三角状长圆形，花枝上叶椭圆状卵形至椭圆状披针形，先端渐尖，基部楔形。伞形花序1～7个顶生，总状排列或伞房状排列成圆锥花序，有花5～40朵，淡黄白色或淡绿白色，芳香；萼密生棕色鳞片；花瓣5。果实球形，红色或黄色。花期9～11月，果期次年3～5月。

【生境分布】　攀援于林缘、林下、岩石和房屋壁上，有栽培。分布华中、华南、西南及甘肃和陕西等省区。

【采收加工】　全年可采，切段晒干或鲜用。

【性状鉴别】　本品茎呈圆柱形，表面灰绿色或灰棕色，有横长皮孔，嫩枝有鳞片状柔毛；质坚硬，不易折断，断面裂片状，黄白色。叶互生，革质，灰绿以，营养枝的叶三角状卵形，花枝和果枝的叶椭圆状卵形、椭圆状披地形。花黄绿。果实圆球形，黄色或红色。气微，味涩。

【炮　制】　茎叶干用，切段晒干；鲜用时可随采随用。

【性味功能】　味苦、辛，性凉。有祛风利湿，活血消肿，平肝，解毒的功能。

【主治用法】　用于风湿性关节炎，肝炎，头晕，腰痛，跌打损伤，急性结膜炎，肾炎水肿，闭经。外用于痈肿疮毒，荨麻疹，湿疹，外伤出血，骨折。用量9～15克。

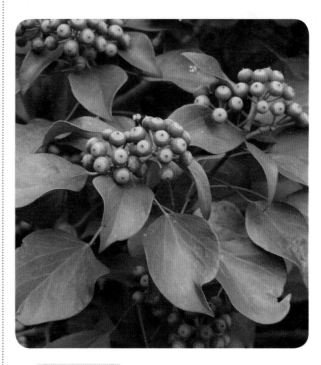

【现代研究】

1. 化学成分　本品含鞣质、树脂、常春藤甙、肌醇、胡萝卜素、糖类等成分。

2. 药理作用　本品具有镇静作用，且对真菌生长有抑制作用。

【应　用】

1. 肝炎：常春藤、败酱草，煎水服。

2. 皮肤瘙痒：常春藤500克。水煎洗。

3. 急性结膜炎：常春藤15～30克，水煎服。

附注：果实（常春藤子）亦供药用。味甘，性温。用于腰腿痿软。

忍冬（金银花）

【基　源】　金银花为忍冬科植物忍冬的花蕾及初开的花。

【原植物】　别名：二花。缠绕藤本。叶对生，卵形，全缘。花成对腋生，初开白色，后渐变黄色；花梗密生短柔毛；苞片叶状；花萼5裂，先端尖，有长毛；花冠筒状，唇形，上唇4裂，下唇反转。被糙毛和长腺毛。浆果球形，黑色，有光泽。花期4～6月。果期7～10月。

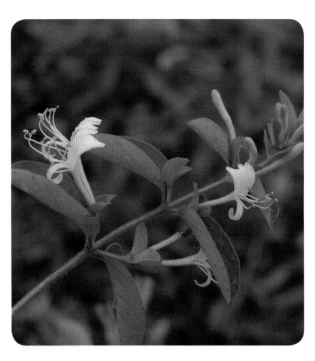

【生境分布】　生于山坡灌丛、田埂、路边。分布于全国大部分省区。

【采收加工】　夏初采摘未开放花蕾，晒干。

【性状鉴别】　本品呈长圆柱形，多分枝，常缠绕成束，直径1.5～6毫米。表面棕红色至暗棕色，有的灰绿色，光滑或被茸毛；外皮易剥落。枝上多节，节间长6～9厘米，有残叶及叶痕。质脆，易折断，断面黄白色，中空。无臭，老枝味微苦，嫩枝味淡。

【炮　制】　除去杂质，洗净，闷润，切段，干燥。

【性味功能】　味甘，性寒。有清热解毒，凉散风热的功能。

【主治用法】　用于温病发热，风热感冒，热毒血痢，痈肿疔疮，喉痹，丹毒，扁桃体炎，急性结膜炎等。

【现代研究】

1. 化学成分　本品含有绿原酸，异绿原酸，马钱子甙（，断马钱子甙二甲基缩醛，六羟基穗花杉双黄酮，3-甲氧基-5，7，4-三羟基黄酮，5，7，4-三羟基黄酮等黄酮类成分，还含有柚皮素，木犀草素（luteolin），忍冬素，木犀草素-7-鼠李葡萄糖甙即忍冬甙和鞣质、生物碱等成分。

2. 药理作用　本品具有抗菌、抗炎、解热作用，并可调节机体免疫功能，和降低血胆甾醇的作用。

【应　用】

1. 菌痢、急性肠炎：金银花。浓煎服。

2. 疔毒疮疡、痈疖：金银花30克，紫花地丁20克，赤苓、连翘、夏枯草各9克，丹皮6克，黄连4.5克。水煎服。

3. 血痢：金银花，炒炭，研末，冲服。

4. 咽喉肿痛：金银花15克，甘草各3克。水煎服。

附注：其茎枝为忍冬藤：味甘，性寒。有清热解毒，疏风通络的功能。用于温病发热，热毒血痢，痈肿疮疡，风湿热痹。

华南忍冬（金银花）

【基　源】　金银花为忍冬科植物华南忍冬的干燥花蕾或带初开的花。

【原植物】　别名：山银花、土银花、土忍冬。藤本，被柔毛。叶卵形或卵状长圆形，先端钝，3～4对成对合成头状花序或短聚伞花序，腋生或顶生；苞片极小，披针形，非叶状；萼齿三角状披针形，连同萼筒外面密被短糙毛；花冠长3.2～5厘米，先白色后转黄色，外被短糙毛腺毛。花期4～5月，果熟期10月。

【生境分布】 生于山坡杂木林或灌丛中，平原旷野，路旁或河边。野生或栽培。分布于广东、广西等地。

【采收加工】 夏初花开前采收，晒干。

【性味功能】 味甘，性寒。有清热解毒，疏风通络的功能。

【主治用法】 用于痈肿疔疮，喉痹，血痢，腮腺炎，上呼吸道感染，肺炎，流行性感冒。用量9～15克。

【应　　用】
同忍冬。

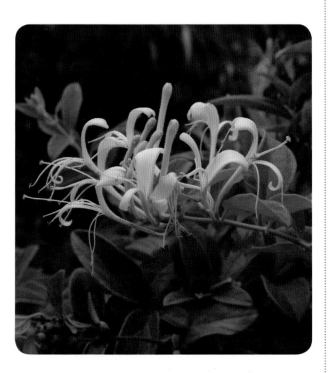

⑤ 菰腺忍冬（金银花）

【基　源】 金银花为忍冬科植物菰腺忍冬的干燥花蕾或带初开的花。

【原植物】 别名：红腺忍冬、腺叶忍冬、盾腺忍冬藤本，被淡黄褐色短柔毛。叶对生，坚纸质至薄革质，卵形至卵状长圆形，先端短渐尖，基部钝或圆形至近心形，全缘而反卷，叶面绿色，背面粉绿色，具桔黄色或桔红色蘑菰状腺体，侧脉与中脉在叶面凹陷，在背面突起。苞片钻状披针形，小苞片圆状卵形；相邻2萼筒分离；花冠先白色，后转黄色，略有香气，细管状，二唇形。有稀疏短柄腺毛。果近球形，熟时黑色。花期4～5月，果期9～10月。

【生境分布】 生于灌丛或疏林中，分布于浙江、

安徽、江西、福建、台湾、湖南、湖北、广东、广西、贵州、四川。

【采收加工】 夏初花开前采收，晒干。

【性味功能】 味甘，性寒。有清热解毒，疏风通络的功能。

【主治用法】 用于痈肿疔疮、喉痹、血痢。用量6～15克。腮腺炎，上呼吸道感染，肺炎，流行性感冒。用量9～60克。

【应　　用】
同忍冬。

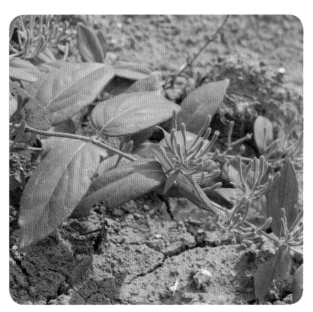

⑤ 灰毡毛忍冬（金银花）

【基　源】 金银花为忍冬科植物灰毡毛忍冬的干燥花蕾或带初开的花。

【原植物】 别名：拟大花忍冬发、大山花、大金银花。藤本，幼枝或其顶梢及总花梗均被薄绒状短糙伏毛，有时兼有微腺毛。叶革质，卵状披针形，下面被极短糙毛，并散生暗桔黄色微腺行，网脉明显隆起。苞叶非线状。萼筒常有蓝白色粉，无毛，有时上半部或全部有毛；花冠长3.5～6厘米，连同萼齿背面均密被倒生短糙伏毛和少数橘黄色腺毛，下唇长约与花冠筒近相等。

【生境分布】 生于山谷溪旁，山坡或山顶混交林、灌丛中。分布于安徽、浙江、福建、江西、湖南、广东、广西、云南、贵州等地。

【采收加工】 夏初花开前采收，晒干。

【性状鉴别】　本品花蕾长棒状，略弯曲，长1～5厘米，上部稍膨大。表面棕绿色或棕黄色，密被倒生的短糙毛或微被腺毛，萼筒上半部有毛；萼齿五裂，被毛。开放者花冠二唇形，雄蕊5，黄色，雌蕊1，花柱无毛。气清香，味淡，微苦。

【炮　制】　除去杂质，洗净，干燥。

【性味功能】　味甘，性寒。有清热解毒，疏风通络的功能。

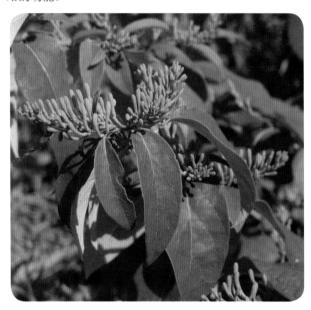

【主治用法】　用于感冒发烧，咽喉肿痛，荨麻疹，腮腺炎，上呼吸道感染，肺炎，流行性感冒。用量9～60克。

【现代研究】

1. 化学成分　本品含有绿原酸、异绿原酸、新绿原酸等咖啡酰奎宁酸类；灰毡毛忍冬次皂苷乙，灰毡毛忍冬次皂苷甲等总皂苷类，另含灰毡毛忍冬素克，灰毡毛忍冬素F等成分。

2. 药理作用　本品具有抗菌、抗炎、解热作用，并有降低白血病细胞和结肠癌细胞的作用。

【应　用】

同忍冬。

青风藤

【基　源】　青风藤为防己科植物青风藤的干燥茎。

【原植物】　别名：青藤、大风藤、青防己、黑防己多年生缠绕藤本。根块状。茎圆柱状，灰褐色，内面黄褐色，有放射状髓部，有纵纹。叶互生，厚纸质或革质，心状圆形至阔卵形，先端尖，基部稍心形，有时近截平或微圆，全缘或至3～7角状浅裂，裂片尖或钝圆，嫩叶被绒毛。花序圆锥状，单性，雌雄异株，花瓣6，淡绿色。核果扁球形，熟时蓝黑色，种子半月形。花期6～8月。果期9～11月。

【生境分布】　生于山地灌木丛中。分布于河南、陕西、江西、湖北、湖南和四川等省。

【采收加工】　春夏季收取藤茎，切段，晒干。

【性味功能】　味苦、辛，性平。有祛风湿，通经络的功能。

【主治用法】　用于风湿关节痛，关节肿痛，肌肤麻木，瘙痒用量6-12克。

【应　用】

1. 急性风湿性关节炎，关节红肿：青风藤15克，汉防己9克。水煎服。

2. 跌打瘀肿：青风藤9克，水煎服；或水煎，外敷。

3. 骨节风气痛：青风藤适量，水煎，常洗痛处。

4. 皮肤搔痒：青风藤适量，水煎，外敷患处。

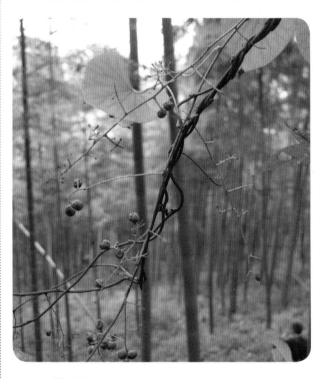

紫藤

【基　源】　本品为豆科植物紫藤的根、茎皮、花及种子。

【原植物】　缠绕落叶藤木。单数羽状复叶互生，有长柄,托叶线状披针形,早落。叶轴被疏柔毛;小叶3~6对,小叶柄极短,被密柔毛,小叶卵形或卵状披针形,先端渐尖,基部圆形或宽楔形,全缘被柔毛,总状花序生于枝顶,下垂,花密集;花萼钟形,密被毛,5裂齿;花冠大,蝶形,蓝色或深紫色,旗瓣大,外反,内面近基部有2个胼胝体状附属物,翼瓣基部有耳,龙骨瓣镰状;荚果扁,宽线形,密生黄色绒毛。花期3~4月。果期5~6月。

【生境分布】 生于向阳山坡疏林边,溪谷旁或栽培于庭园中。分布于辽宁、陕西、甘肃及华北和长江以南各省区。

【采收加工】 夏、秋季采,分别晒干。

【性状鉴别】 本品的茎粗壮,分枝多,茎皮灰黄褐色,复叶羽状,互生,有长柄,叶轴被疏柔毛;小叶7-13,叶片卵形或卵状披针形,先端渐尖,基部圆形或宽楔形,全缘,幼时两面有白色疏柔毛;小叶柄被短柔毛。

【炮 制】 采收茎或茎皮,晒干。

【性味功能】 甘、苦,性温。有小毒。根有祛风通络的功能。茎皮有和胃、驱虫、止吐泻的功能。花及种子有止痛、杀虫的功能。

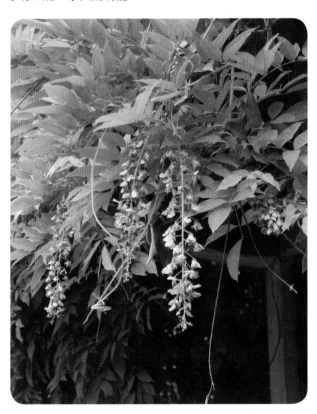

【主治用法】 根用于内湿痹痛,水肿,利小便。茎皮用于腹痛,腹泻,呕吐,蛲虫病;花及种子外用于防腐,恶疮,外用捣烂外敷或煎水洗。种子用于蛲虫病。用量根15克,茎皮3克。外用适量。

【现代研究】

1. 化学成分 本品含有紫藤甙及树脂;叶含木犀草素7-葡萄糖鼠李糖甙、木犀草素7-鼠李糖葡萄糖甙、芹菜素7-鼠李糖葡萄糖甙,又含廿七烷和22,23-二氮豆甾醇等。

2. 药理作用 本品具有镇痛作用,但有毒,可引起呕吐、腹泻乃至虚脱。

【应 用】

1. 风湿痹痛:紫藤根15克,锦鸡儿根15克,水煎服。

2. 痛风:紫藤根15克,与其他痛风药同煎服。

3. 关节炎:紫藤根、枸骨根、菝葜根各50克(均鲜品),水煎米酒兑服。

4. 食物中毒,腹痛,吐泻,蛲虫病:紫藤种子3克(炒熟),鱼腥草12克,醉鱼草21克。水煎服。

9 大血藤

【基 源】 本品为木通科植物大血藤的干燥藤茎。

【原植物】 别名:血藤、血通、红藤。木质藤本,老茎具厚木栓层。叶互生,三出复叶,中央小叶片菱状倒卵形至椭圆形,先端钝尖,基部楔形,全缘;两侧小叶斜卵形,基部甚偏斜。总状花序腋生,下垂;雌雄异株;雄花基部有1苞片,梗上有2小苞片;花萼6,花瓣状,黄绿色;花瓣6,退化呈腺体;雄蕊6,与花瓣对生;雌花与雄花同,浆果卵圆形,蓝黑色。花期3~5月,果期7~9月。

【生境分布】 生于山野灌木丛及疏林中,或溪边林中。分布于河南、湖北、湖南、四川、贵州、云南、江苏、安徽、浙江、江西、广东、广西、福建等省区。

【采收加工】 秋、冬季节砍下茎藤,切段或切片,晒干。

【性状鉴别】 本品呈圆柱形,略弯曲。表面灰棕色,粗糙,外皮常呈鳞片状剥落,剥落处显暗红棕色,有的可见膨大的节及略凹陷的枝痕或叶痕。质硬,断面皮部红棕色,有数处向内嵌入木部,木部黄白色,有多数细孔状导管,射线呈放射状排列。气微,味微涩。

【炮 制】 除去杂质,洗净,润透,切厚片,干燥。

【性味功能】 味苦涩，性平。有清热解毒、活血、祛风的功能。

【主治用法】 用于经闭腹痛，风湿痹痛，跌扑肿痛。用量 9～15 克。

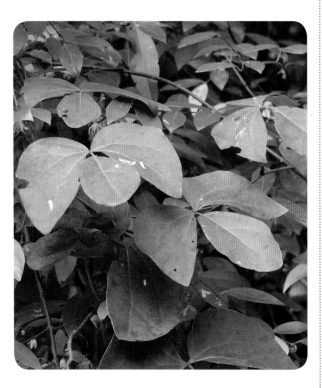

【现代研究】

1. 化学成分 本品含大黄素、大黄素甲醚、胡萝卜苷、硬脂酸、毛柳苷、大黄酚、香草酸以及红藤多糖、鞣质等。

2. 药理作用 本品有抗菌作用，能抑制血小板聚集，增加冠脉流量，抑制血栓形成，提高耐缺氧能力，扩张冠状动脉，缩小心肌梗塞范围。临床上可用于治疗急性阑尾炎、胆道蛔虫病、风湿性关节炎等。

【应用】

1. 跌打损伤，瘀血肿痛：大血藤、骨碎补各适量。捣烂外敷。

2. 风湿性关节炎：大血藤 30 克，五加皮、威灵仙藤各 15 克。水煎服。

 藤黄

【基源】 本品为藤黄科植物藤黄的胶质树脂。

【原植物】 别名：玉黄、月黄。为管状或不规

则的块状物，直径 3～5 厘米，显红黄色或橙黄色，外被黄绿色粉霜，有纵条纹。质脆易碎，断面平滑，呈贝壳状或有空腔，具黄褐色而带蜡样光泽，用水研和则呈黄色乳剂，投入火中则燃烧。气微，味辛辣。

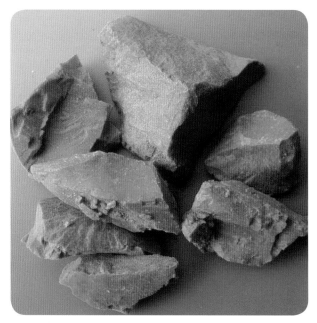

【生境分布】 分布于印度及泰国。

【采收加工】 在开花之前，于离地约 3 米处将茎干的皮部作螺旋状的割伤，伤口内插一竹筒，盛受流出的树脂，加热蒸干，用刀刮下，即为藤黄。

【性状鉴别】 树脂为不规则的圆柱形或块状，棕红色或橙色，外被黄绿色粉霜，可见纵条纹。质硬脆，较易击碎，破面有空隙，具蓝褐色略带蜡样光泽。味辛，有毒。以半透明、色红黄者为佳。

【性味功能】 味酸、涩；有毒。有消肿，化毒，止血，杀虫的功能。

【主治用法】 用于痈疽疔毒，跌打损伤，金疮肿痛，瘀血凝结。并可治绦虫及水肿。外用：研末调敷、磨汁涂或熬膏涂。内服：入丸剂（1 次量 0.03～0.06 克）。

【现代研究】

1. 化学成分 藤黄树含藤黄酸，别藤黄酸，新藤黄酸。

2. 药理作用 藤黄宁对金黄色葡萄球菌有抑制作用，新藤黄宁也有抗金黄色葡萄球菌的作用。藤黄素在体外对非致病性原虫有抑制作用。

【应用】

宫颈糜烂：藤黄糊剂（藤黄细粉加硼砂，冰片制成）。先拭净宫颈分泌物，用棉蘸糊剂涂布糜烂面，再用蘸有糊

336

剂的棉球或小纱布贴敷患处，然后用棉球填塞。每 1 ～ 3 日换 1 次药，连用 3 ～ 10 次。

【注意】 体质虚弱者忌服，多量易引起头昏、呕吐、腹痛、泄泻，甚或致死。

§ 千里光

【基源】 本品为菊科植物千里光的全草。

【原植物】 多年生草本。茎圆柱形，攀援状曲折，上部多分枝，下部木质化。叶互生，具短柄，椭圆状三角形或卵状披针形，顶端渐尖，茎部截形或戟形，有时基部有 2 ～ 4 对深裂片。头状花序顶生，排成复总状伞房花序；花梗密被白毛；总苞筒状，基部有数个条形小苞片；舌状花黄色，雌性，先端 3 裂；管状花黄色，两性，先端 5 齿裂；雄蕊 5；子房下位。瘦果圆柱形，具 5 棱，棕褐色；冠毛白色。花期 9 ～ 10 月。果期 10 ～ 11 月。

【生境分布】 生于山坡，林缘，灌丛，沟边，路旁。分布于我国西北部至西南部，中部，东南部地区。

【采收加工】 9 ～ 10 月割取地上部，扎成小把或切段，晒干。

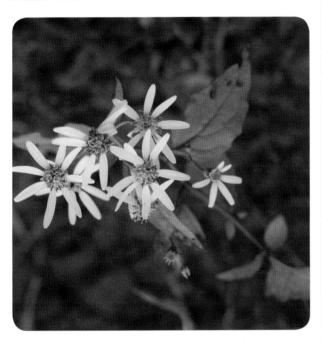

【性状鉴别】 本品干燥全草长 60 ～ 100 厘米，或切成 2 ～ 3 厘米长的小段。茎圆柱状，表面棕黄色；质坚硬，断面髓部发达，白色。叶多皱缩，破碎，呈椭圆状三角形或卵状披针形，基部戟形或截形，边缘有不规则缺刻，暗绿色或灰棕色，质脆。有时枝梢带有枯黄色头状花序。

【炮制】 采收，洗净，鲜用或晒干。

【性味功能】 味苦，性寒。有清热解毒，凉血消肿，清肝明目，杀虫止痒的功能。

【主治用法】 用于上呼吸道感染，咽喉炎，肺炎，结膜炎，痢疾，肠炎，阑尾炎，丹毒，疖肿，湿疹等病。用量 15 ～ 30 克，外用适量。

【现代研究】

1. 化学成分 本品全草含大量的毛茛黄素、菊黄质，及少量的 β - 胡萝卜素，还含千里光宁碱，千里光菲灵碱及氢酯，对 - 羟基苯乙酸，香草酸，水杨酸，焦粘酸。此外还含挥发油，黄酮式，鞣质等成分。

2. 药理作用 本品具有抗菌作用、抗螺旋体作用、降低血压作用并有抗肿瘤作用。

【应用】

1. 上呼吸道感染：鲜千里光、鲜爵床各 30 克，野菊花 15 克。水煎服。

2. 流行性感冒、各种炎症性疾病：千里光 60 克，水煎服。

3. 痈疽疮毒：鲜千里光 30 克，水煎服。并用鲜品，水煎洗及捣烂敷处。

4. 毒蛇咬伤：千里光根 60 克，水煎代茶饮；并用鲜全草适量，水煎洗伤口，及捣烂敷患处。

§ 亮叶崖豆藤

【基源】 本品为豆科植物亮叶崖豆藤的藤茎。

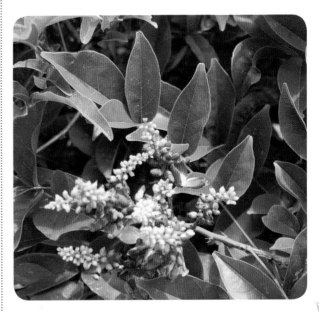

【原植物】 攀援藤本。幼枝被锈色短柔毛。单数羽状复叶，互生，小叶5，革质，宽卵状长椭圆形，宽披针形或长卵形，先端钝或短渐尖，基部圆楔形，全缘，上面无毛，光亮，下面被灰白色柔毛，叶脉明显。圆锥花序顶生，花多而密集，花萼钟状，密被绢毛，萼片5；花冠蝶形，紫色，旗瓣，被绢毛，基部有2个胼胝体腺状附属物。荚果扁平，条状长圆形，种子间不缢缩，被锈色绒毛，果瓣木质，开裂。花期6～7月。果期10～11月。

【生境分布】 生于林缘或沟边。分布于台湾、广东、广西等省区。

【采收加工】 全年均可采，去枝叶，晒干或切片晒干。

【性味功能】 味苦，性温。有活血补血，通经活络的功能。

【主治用法】 用于贫血，产后虚弱，头晕目眩，月经不调，风湿痹痛，腰膝酸痛，麻木瘫痪，血虚经闭，痛经。水煎服或浸酒服。外用于乳痈，煎水洗，每日数次。用量9～15克。鲜品30～50克。外用适量。

【应用】

1. 风湿痹痛，腰膝酸痛，麻木瘫痪：亮叶崖豆藤50克。水煎服或浸酒服。

2. 月经不调，贫血，痛经，经闭：亮叶崖豆藤制成浸膏片，每片含生药1克。口服。

§　三叶崖爬藤（三叶青）

【基源】 三叶青为葡萄科植物三叶崖爬藤的块根或全草。

【原植物】 别名：金线吊葫芦、丝线吊金钟。多年生草质攀援藤本。着地部分节上生根，块根卵形或椭圆形。茎细弱，卷须不分枝与叶对生。叶互生；小叶3，草质，卵状披针形，顶端渐尖，边缘疏生小锯齿；两侧小叶基部偏斜。聚伞花序腋生；花瓣4，黄绿色。浆果。花期初夏。

【生境分布】 生于山谷疏林中或阴处石壁上。分布于长江流域至南部各省区。

【采收加工】 根或全草全年可采，晒干或鲜用。

【性状鉴别】 本品木质藤本。小枝无毛；卷须单

一，与叶对生。三出复叶互生；总叶柄较长，小叶柄短小；小叶片狭披针形或狭卵形，长5～6.5厘米，宽1.5～2厘米，先端渐尖，基部钝，侧生小叶基部稍不对称，两面无毛，边缘具疏浅锯齿。

【炮制】 鲜用或切片，晒干。

【性味功能】 味微苦，性平。有清热解毒，祛风化痰，活血止痛的功能。

【主治用法】 用于白喉，小儿高热惊厥，肝炎，痢疾；外用于毒蛇咬伤，跌打损伤等。用量9～15克；外用适量。

【现代研究】

1. 化学成分 本品含有 a- 香树脂醇，三十二酸，水杨酸，丁二酸，胡萝卜苷，山奈酚 -7-Oβ-L 吡喃鼠李糖 -3-Oβ-D 吡喃葡萄糖苷，没食子酸乙酯，甘露醇，和环四谷氨肽等成分。

2. 药理作用 本品具有增强免疫作用。

【应用】

1. 小儿高烧：三叶青块根、射干、仙鹤草各15克，白头翁6克，钩藤3克。水煎服。

2. 病毒性脑膜炎：三叶青块根15克（儿童9克）。水煎服。

3. 慢性迁延型肝炎：三叶青注射剂，每次肌注2～4米1，每日2次。20～40天为1个疗程。

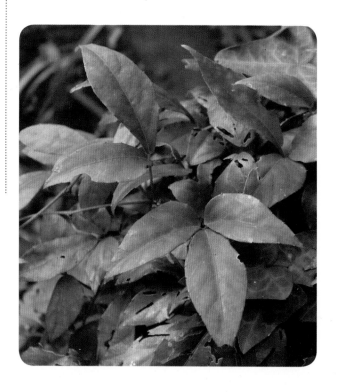

6 泽泻

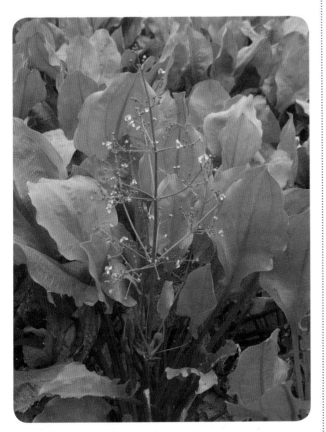

【基　源】　本品为泽泻科植物泽泻的块茎。

【原植物】　别名：水泽、如意菜、水白菜。多年生草本。块茎球形，褐色，密生多数须根。叶基生；叶柄长，基部膨大呈鞘状，叶卵状椭圆形，先端短尖，基部心形或圆形，全缘。花5～7集成大型轮生状圆锥花序；外轮花被片萼片状，内轮花被片花瓣状，白色。瘦果扁平，花柱宿存。花期6～8月。果期7～9月。

【生境分布】　生于沼泽地、潮湿地。多栽培。分布于全国各地区。

【采收加工】　冬季茎叶枯萎时采挖，用火烘，干后撞去粗皮。浸泡、润软后切片，晒干。

【性状鉴别】　本品块茎类球形、椭圆形或卵圆形、长2～7厘米，直径2～6厘米。表面黄白色或淡黄棕色，有不规则的横向环状浅沟纹及多数细小突起的须根痕，底部有的有瘤状芽痕。质坚实，断面黄白色，粉性，有多数细孔。气微，味微苦。

【炮　制】

净制：除去茎叶及须根，洗净，用微火烘干，再撞去须根及粗皮。

麸制：取麸皮，撒入锅内，待起烟时，加入泽泻片，拌炒至黄色，取出，筛去麸皮，放凉。

盐麸制：取泽泻片，用盐匀润湿，晒干，再加入蜜制麸皮，按麸炒制法炮制，水适量。

酒制：在100℃热锅中加泽泻片，翻炒数次，用酒喷匀，炒干，取出放冷即可。

盐泽泻：取泽泻片，用盐水喷洒拌匀，稍闷润，置锅内用文火微炒至表面略现黄色取出，晾干。

【性味功能】　味甘，性寒。有利尿，渗湿，清热的功能。

【主治用法】　用于小便不利，水肿胀满，泄泻尿少，痰饮眩晕，热淋涩痛，呕吐，尿血，脚气，高脂血症等。用量6～9克。

【现代研究】

1. 化学成分　本品含挥发油、生物碱、甙类、天门冬氨酸、植物甾醇、脂肪酸、胆碱及泽泻醇等。

2. 药理作用　本品具有利尿作用，降血脂作用，抗脂肪肝作用。其它还有轻微降血糖作用，对心肌有轻度抑制作用，抑制结核菌生长和抗凝血作用。

【应　用】

1. 肾炎水肿，脚气水肿：泽泻6克，茯苓12克，猪苓、白术各9克。水煎服。

2. 水肿，小便不利：泽泻、白术各12克，车前子9克，茯苓皮15克，西瓜皮24克。水煎服。

3. 湿热黄疸，面目身黄：泽泻、茵陈各50克，滑石9克，水煎服。

羊蹄

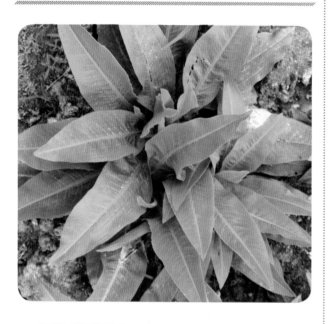

【基　源】　本品为蓼科植物羊蹄的根。

【原植物】　别名：羊蹄根、土大黄。多年生草本，根粗大黄色。茎直立，高1米许。根生叶丛生，有长柄，叶片长椭圆形，长10～25厘米，宽4～10厘米，先端钝，基部圆或带楔形，边缘呈波状；茎生叶较小，有短柄。总状花序顶生，每节花簇略下垂；花被6，淡绿色，外轮3片展开，内轮3片成果被；果被广卵形，有明显的网纹，背面各具一卵形疣状突起，其表有细网纹，边缘具不整齐的微齿；雄蕊6，成3对；子房具棱，1室，1胚珠，花柱3，柱头细裂。瘦果三角形，先端尖，角棱锐利，长约2毫米，褐色，光亮。有3片增大的果被包覆。花期4月，果熟期5月。

【生境分布】　羊蹄生长于山野、路旁或湿地。尼泊尔羊蹄喜生于低山温暖地区的路旁及沟边。全国大部分地区均有。

【采收加工】　秋季（或春季）采挖，洗净，切片，晒干。

【性状鉴别】　根类圆锥形，长6～18厘米，直径0.8～1.8厘米。根头部有残留茎基及支根痕。根表面棕灰色，具纵皱纹及横向突起的皮孔祥疤痕。质硬易折断，断面灰黄色颗粒状。气特殊，味微苦涩。

【性味功能】　味苦、涩，性寒。有凉血止血，解毒杀虫，泻下的功能。

【主治用法】　用于皮肤病、疥癣、各种出血、肝炎及各种炎症。用量10～15克，煎服，鲜品30～45克。外用：适量。

【现代研究】

1. 化学成分　羊蹄根含大黄根酸、大黄素、呢坡定基～3～甲基萘）。本植物还含一种降血糖成分（熔点103～104℃）。

2. 药理作用　大黄酚能明显缩短凝血时间，其鞣质有收敛止血作用；酊剂在试管内对多种致病真菌有一定抑制作用。

【应　用】

1. 功能性子宫出血：羊蹄干品30克，煎煮，分3次服；或用羊蹄粉3克，开水冲服，每日3～4次。

2. 子宫颈炎、Ⅲ度宫颈糜烂：羊蹄煎膏，涂于带线棉块上，贴于子宫颈上，12小时后取出，每日上药1次，连用4～6次。

3. 痔疮便血：羊蹄24～30克，肥肉120克，入瓦罐水煮肉极烂时，饮汤。

【注意】　脾胃虚寒，大便溏薄者慎服。含草酸，大剂量可致中毒

巴天酸模

【基　源】　本品为蓼科植物巴天酸模的根。

【原植物】　多年生草本。根粗壮。茎直立，具棱槽。基生叶长圆状披针形，先端圆钝或急尖，基部圆形或近心形，全缘，具波状缘，叶脉突出。叶柄粗，长10厘米。茎上部的叶窄而小，近无柄。托叶鞘筒状，膜质，老时破裂。圆锥花序顶生或腋生，花两性。花被片6，2轮，内轮3片，果时增大，宽心形，全缘，具网纹，具有瘤状突起。瘦果三棱形，褐色，具光泽，包于宿存的内轮花被内。花期5～8月，果期6～9月。

【生境分布】 生于水沟、路旁、田边、荒地。分布于东北及河北、山东、内蒙古、山西、陕西、甘肃、青海等省区。

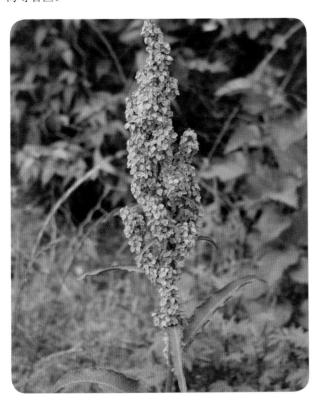

【采收加工】 秋季采挖根部，晒干。

【性状鉴别】 本品类圆锥形，长20～30厘米，直径3～5厘米，表皮棕黄色或灰黄色。根头部有茎基残余及棕黑色鳞片状物和须根。根部有分枝，表皮淡黄色，有纵棱皱纹和横向皮孔样疤痕。质坚韧，折断面淡黄色或灰黄色，纤维性甚强。气微，味苦、涩。

【炮 制】 除去茎叶，洗净，晒干。

【性味功能】 味苦酸，性寒。有杀虫、止血、清热解毒，活血散瘀的功能。

【主治用法】 用于皮肤病、疥癣、各种出血、肝炎及各种炎症。用量9～15克。鲜品30～60克。

【现代研究】

1. 化学成分 本品含蒽醌类衍生物：蒽酚、大黄酚、大黄素、大黄素甲醚、芦荟大黄素，尚含有鞣酸、鞣质及氨基酸等成分。

2. 药理作用 本品能缩短血凝时间，具有收敛止血作用。

【应 用】

1. 疥癣：巴天酸模根，捣烂涂擦患处。

2. 吐血、便血：巴天酸模4.5克、小蓟、地榆炭12克，炒黄芩9克。水煎服。

3. 小便不通：巴天酸模9克。水煎服。

§ 水菖蒲（藏菖蒲）

【基 源】 藏菖蒲为天南星科植物菖蒲的干燥根茎。

【原植物】 别名：大菖蒲、白菖蒲多年生草本，根茎横生，肉质多数，具毛发状须根。分枝，外皮棕褐色或黄白色，有较浓烈香气。叶剑形，中脉明显。叶状佛焰苞剑状线形；肉穗花序狭锥状圆柱形，花黄绿色。浆果长椭圆形。花期4～9月，果期9月。

【生境分布】 生于沼泽、溪旁及水稻田边。全国各地均有分布。

【采收加工】 秋季采挖根茎，除去茎叶及细根，洗净，晒干。

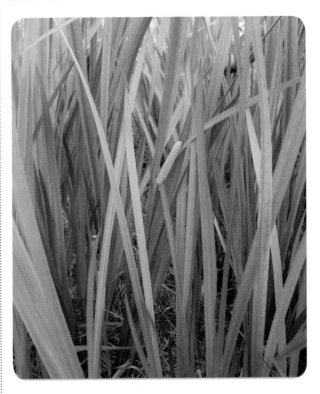

【性状鉴别】 本品扁圆柱形，少有分枝；长10～24厘米，直径1～1.5厘米。表面类白色至棕红色，有细纵纹；节间长0.2～1.5厘米，上侧有较大的类三角形叶痕，下侧有凹陷的圆点状根痕，节上残留棕色毛须。质硬，折断面海绵样，类白色或淡棕色；横切面内皮层环明显，有多数小空洞及维管束小点；气较浓烈而特异，味

341

苦辛。

【炮　　制】　取原药材，除去杂质，洗净，用清水浸泡 2～4 小时捞出闷润至透，切片，晒干或烘干，筛去灰屑。

【性味功能】　味辛、苦，性温。有开窍化痰，健脾，利湿，辟秽杀虫的功能。

【主治用法】　用于癫痫、惊悸健忘、神志不清、湿滞痞胀、泄泻痢疾、风湿疼痛、痈肿疥疮。用量 3～6 克。阴虚阳亢者慎服。

【现代研究】

1. 化学成分　本品含有挥发油，主成分为：顺式甲基异丁香油酚，菖蒲大牻牛儿酮，异菖蒲烯二醇，菖蒲混烯；还含少量的芳樟醇，樟脑，又含肉豆蔻酸，棕榈酸等脂肪酸和麦芽糖等糖类和 β-谷甾醇，尚含氨基酸。

2. 药理作用　本品具有延长戊巴比妥钠引起的睡眠时间作用，降压、平喘、镇咳和祛痰作用，并有解痉作用和抗菌作用。

【应　　用】

1. 惊悸健忘、神志不清：藏菖蒲 30 克，茯苓 60 克，人参、远志各 2 克。水煎服。

2. 中暑恶心腹痛：藏菖蒲 15 克。水煎服。

3. 疥疮：藏菖蒲适量，研粉油调敷患处。

4. 痢疾：藏菖蒲切片晒干，研粉装胶囊，温开水送服。

§ 金钱蒲（石菖蒲）

【基　　源】　石菖蒲为天南星科植物金钱蒲的干燥根茎。

【原植物】　别名：昌本、九节菖蒲。多年生草本。高不及 15 厘米。根茎横生，多分枝，黄褐色或带绿色，有香气。叶丛生，线形，长 4～30 厘米，宽 2～3 厘米。脉平行，无明显的中肋。花茎扁三棱形；佛焰苞叶状；肉穗花序从佛焰苞中部旁侧生出，无梗，斜上或稍直立，呈窄圆柱形，花密生，淡黄绿色，两性；花被片 6；雄蕊 6。浆果倒卵形，长、宽均约 2 毫米。花期 4～7 月，果期 8 月。

【生境分布】　生于山谷、山涧及泉流的水石间。分布于全国大部分省区。

【采收加工】　秋季采挖根茎，除去茎叶及细根，洗净，晒干。

【性状鉴别】　本品圆柱形，弯曲，长 10～16 厘

米或更长，直径 3～7 毫米，表皮棕褐色。顶端具叶残基或痕，全体具环状节，节上残存枯叶基纤维，有时可见圆形芽痕及须根或须根痕。质坚实，不易折断。断面不整齐，淡褐色或近类白色。气芳香，味辛。

【炮　　制】　拣去杂质，洗净，稍浸泡，润透，切片，晒干。

【性味功能】　味辛、苦，性温。有开窍、豁痰、理气、活血、散风、去湿等功能。

【主治用法】　用于癫痫、痰厥、热病神昏、健忘、气闭耳聋、心胸烦闷、胃痛、腹痛、风寒湿痹、痈疽肿毒、跌打损伤。用量 3～6 克。阴虚阳亢者慎服。

【现代研究】

1. 化学成分　本品含有挥发油，主要为：α- 和 β- 细辛脑，欧细辛脑，甲基丁香油酚，榄香脂素，细辛醛，二聚细辛醚，α- 和 β- 毕澄茄油烯等。

2. 药理作用　本品具有抑菌作用和驱虫作用。

【应　　用】

同石菖蒲。

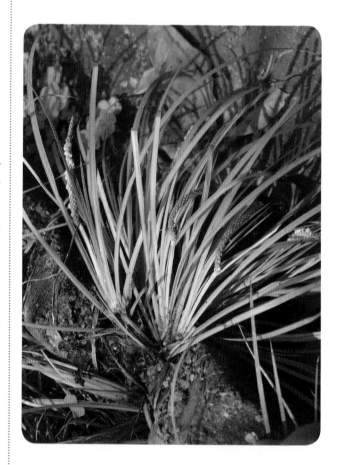

§ 石菖蒲

【基　源】　为天南星科植物石菖蒲的根茎。

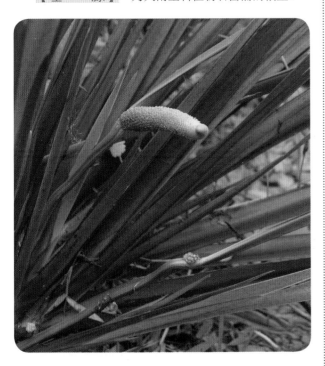

【原植物】　别名：水剑草、石蜈蚣、九节菖蒲多年生草本，有香气。根茎横生，扁圆柱形，弯曲多分枝，密生环节，生多数须根，黄褐色。叶丛生，剑状线形，无明显中脉。花茎扁三棱形；佛焰苞叶状，肉穗花序从佛焰苞中部旁侧生，无柄，狭圆柱形；淡黄绿色；花被片6，花药淡黄色；浆果倒卵形，红色。花期4～7月。果期8月。

【生境分布】　生于山谷、山涧。分布于陕西、河南及长江以南各地。

【采收加工】　秋季采挖根茎，鲜用或晒干。

【性状鉴别】　本品呈扁圆柱形，稍弯曲，常有分枝，长3～20厘米，直径0.3～1厘米。表面棕褐色、棕红色或灰黄色，粗糙，多环节，节间长2～8毫米；上侧有略呈扁三角形的叶痕，左右交互排列，下侧有圆点状根痕，节部有时残留有毛鳞状叶基。质硬脆，折断面纤维性，类白色或微红色；横切面内皮层环明显，可见多数维管束小点及棕色油点。气芳香，味苦、微辛。

【炮　制】　拣去杂质，洗净，稍浸泡，润透，切片，晒干。

【性味功能】　味辛，性微温。有豁痰开窍，宁心安神，化湿和中，健胃杀虫，理气活血的功能。

【主治用法】　用于癫痫，痰厥，热病神昏，健忘，气闭耳聋，胃痛，风寒湿痹，痈疽肿毒，跌打损伤。用量3～6克。

【现代研究】

1. 化学成分　本品含有挥发油，其主要成分是β-细辛醚，细辛醚，其次为石竹烯，α-葎草烯，石菖醚等。还含氨基酸，有机酸和糖类。

2. 药理作用　本品具有抗惊厥作用、安神镇静作用，且有学习记忆的促进作用并有降温、解痉、抗肿瘤作用。

【应　用】

1. 卒中不语，口眼歪斜，小儿惊风：鲜石菖蒲15克，冰糖15克。水煎服。

2. 久痢不止：石菖蒲，党参，石莲子，茯苓各9克，水煎服。

3. 水肿：鲜石菖蒲150克，黄豆适量。水煎服。

4. 胸腹胀闷疼痛，胃口不开：石菖蒲，吴茱萸，制香附。水煎服。

§ 东方香蒲（蒲黄）

【基　源】　蒲黄为香蒲科植物东方香蒲的干燥花粉。

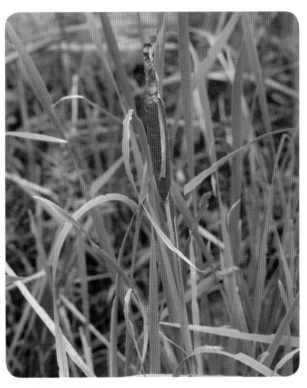

【原植物】　多年生沼生草本，直立，高1～2米。

根茎粗壮，横走。叶线形，宽5～10毫米，基部鞘状，抱茎。雌雄同株，穗状花序圆柱状，雄花序与雌花序彼此连接，雄花序在上；雌花无小苞片，有多数基生的白色长毛，毛等于或稍长于柱头，稀短于柱头，柱头匙形，不育雌蕊棍棒状。小坚果有一纵沟。花期6～7月，果期7～8月。

【生境分布】 生于池沼或水旁。分布于东北、华北、华东、陕西、湖南、云南等省区。

【采收加工】 夏季采收蒲棒上部的黄色雄花序，晒干后碾轧，筛取花粉。

【性状鉴别】 本品有节，茎直立，叶线形，宽5～10毫米，基部鞘状，抱茎，具白色膜质边缘。穗状花序圆锥状，雄花序与雌花序彼此连接，雄花序在上，较细，长3～5厘米，雄花无花被，雄蕊2～4，花粉粒单生，雌花序在下，长6～15厘米，雌花无小苞片，有多数基生的白色长毛，毛与柱头近相等，子房长圆形，有柄。

【性味功能】 味甘、辛，性平。有止血，化瘀，通淋的功能。

【主治用法】 用于吐血，衄血，崩漏，外伤出血，经闭痛经，脘腹刺痛，跌打肿痛，血淋涩痛。用量4.5～9克；外用适量，敷患处。

【现代研究】

1. 化学成分 本品含有 β－谷甾醇、胡萝卜甙、棕榈酸、棕榈酸乙酯、棕榈酸甘油酯、三十一烷醇、赤藓醇和1个以二十二烷酸和二十四烷酸为主的饱和脂肪酸的混合物等成分。

2. 药理作用 本品具有消炎作用，利尿作用和止血作用。

【应 用】
同水烛香蒲。

ᕳ 长苞蒲黄（黄蒲）

【基 源】 蒲黄为香蒲科植物长苞蒲黄的花粉。

【原 植 物】 别名：长苞香蒲多年生沼生草本。高1.5米以上，叶线形，叶鞘圆筒状，半抱茎。花小，单性，雌雄同株，集合成圆柱状肥厚穗状花序，长达50厘米，雌、雄花序分离，相隔约3厘米，雄花序在上，花序轴具稀疏白色或黄褐色柔毛，从不分叉而有齿裂，柱头比花柱宽；雌花有小苞片。果穗圆柱形，长8厘米以上。花期8～9月。果期9～10月。

【生境分布】 生于水边及池沼中。分布于东北，华北、华东及河南、陕西、甘肃、新疆、四川、云南等省区。

【采收加工】 夏季花将开放时采收蒲棒上部的雄花序，晒干后碾扎，筛取花粉。

【性状鉴别】 本品为鲜黄色的细小花粉。质轻松，遇风易飞扬，粘手而不成团，入水则飘浮水面。用放大镜检视，为扁圆形颗粒，或杂有绒毛。无臭，无味。

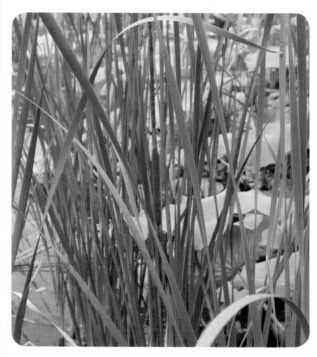

【炮 制】

生蒲黄：揉碎结块，过筛，除去杂质。

蒲黄炭：取净蒲黄粉末，置锅内用武火炒至全部黑褐色，但须存性，喷淋清水，将结块揉碎，过筛。

【性味功能】 味甘、辛，性凉。有止血，活血化瘀的功能。

【主治用法】 用于血热吐血，尿血，便血，血瘀闭经腹痛，产后瘀滞腹痛，功能性子宫出血，血淋，创伤出血等症。用量3～15克，水煎服；外用适量。

【现代研究】

1. 化学成分 本品含香蒲新甙等黄酮类成分，异鼠李素的甙、廿五烷、挥发油及脂肪油：棕榈酸和硬脂酸，谷甾醇，槲皮素，山柰酚，异鼠李素，α-香蒲甾醇，柚皮素等成分。

2. 药理作用 本品具有缩短凝血时间，增加血小板数目即止血作用，还降低血压和增加冠脉流量的作用，并有降血脂及抗动脉粥样硬化作用，引产作用和抑菌作用。

【应　用】 同水烛香蒲。

§ 水烛（蒲黄）

【基　源】 蒲黄为香蒲科植物水烛香蒲的干燥花粉。

【原植物】 别名：水烛香蒲、蒲草、窄叶香蒲。多年生沼生草本。叶丛生，叶狭线形，叶鞘筒状，半抱茎。穗状花序，长圆柱形，雌雄花序同株，不连接，雄花序生于上部，花序轴密生褐色扁柔毛，单雌花序生于下部，有叶状苞片，早落。果穗圆柱形。花期6～7月，果期7～8月。

【生境分布】 生于池沼、沟边、湿地或浅水中。分布于东北、华北、华东及陕西、宁夏、甘肃、河南、湖北、四川、云南等省自治区。

【采收加工】 夏季采收蒲棒上部的黄色雄花序，晒干，筛取花粉。

【性味功能】 味甘、性平。有止血，化瘀，通淋的功能。

【主治用法】 用于吐血，衄血，崩漏，外伤出血，经闭痛经，脘腹刺痛，跌扑肿痛，4.5～9克；外用适量，敷患处。

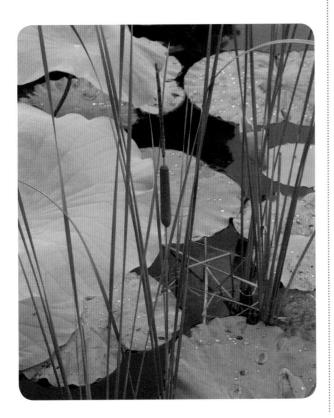

【应　用】
1. 产后血瘀，恶露不下，少腹作痛：炒蒲黄、生蒲黄各3克，五灵脂6克，研细末，水酒各半煎服。
2. 血便：蒲黄、冬葵子、生地栀子各15克，小蓟6克水煎服。
3. 疮疡肿痛，活生疮：生蒲黄末，用蜂蜜调敷患处。
4. 慢性结肠炎：炒蒲黄、五灵脂、煨葛、煨肉豆蔻，水煎服。

§ 青萍（浮萍）

【基　源】 浮萍为浮萍科植物青萍的干燥全草。

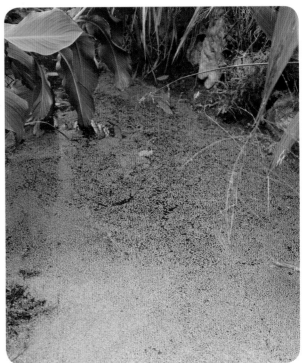

【原植物】 水生草本，根单一，细长。叶状体卵形或卵状椭圆形，具3条不明显的脉纹，表面颜色相似，均为灰绿、黄绿、浅黄棕色。花单性，雌雄同株，生于叶状体边缘的缺刻内；佛焰苞二唇形，无花被。果实圆形，对称，无翅，近陀螺状。种子1，花期4～6月，果期5～6月。

【生境分布】 生于池沼、湖泊或静水中。分布于全国各地。

【采收加工】 6～9月自水中捞出，洗净，晒干。

【性状鉴别】 与紫萍相似，但上下表面均为绿色、灰绿色。下面只有一条细根。

【炮　制】 拣去杂质，筛去灰屑，洗净，晒干即得。

【性味功能】 味辛，性寒。有宣散风热，透疹，利尿的功能。

【主治用法】 用于麻疹不透，风疹瘙痒，水肿尿少。用量3～9克；外用适量，煎汤浸洗。

【现代研究】

1. 化学成分　本品全草含反式-1,3-植二烯，十氢番茄红素，谷甾醇，植醇，4(R)－4-羟基异植醇，(10R)-羟基-7Z,11E,13Z-十六碳三烯酸.11Z-十六碳烯酸及7Z,102,13Z-十六碳三烯酸等。

2. 药理作用　本品有解热作用，青萍煎剂灌胃，对静注伤寒混合菌苗所致发热的家兔，有微弱的解热作用；1%浮萍煎剂对健康的高体和在体蛙心无明显影响，但对奎宁引起衰竭的蛙心有显著强心作用，钙剂能增强此强心作用；浮萍尚有收缩血管和升高血压作用。

【应　用】

同紫萍。

§ 紫萍（浮萍）

【基　源】 浮萍为浮萍科植物紫萍的干燥全草。

【原植物】 水生漂浮植物。叶状体扁平，阔倒卵形，上面绿色，下面紫色，紫红色，棕紫色。具掌状脉5～11条，下面中央生5～11条根；根长3～5厘米，白绿色，根基附近的一侧囊内形成圆形新芽，萌发后，幼小叶状体渐从囊内浮出，由1细的柄与母体相连。花期6～7月。

【生境分布】 生于池沼、湖泊或静水中。分布于全国各地。

【采收加工】 6～9月采收，洗净，除去杂质，晒干。

【性状鉴别】 叶片呈圆形或卵圆形。直径2～6毫米。多单一或2～3片集生在一起。上表面淡绿色或灰绿色，下表面紫色或紫棕色，边缘整齐或微卷曲。上表面一侧有小凹陷，下表该处有数条细根，长2～3毫米。体轻，质松软，易碎。微臭，味淡。

【炮　制】 拣去杂质，筛去灰屑，洗净，晒干即得。

【性味功能】 味辛，性寒。有宣散风热，透疹，利尿消肿的功能。

【主治用法】 用于麻疹不透，风疹瘙痒，水肿尿少。用量3～9克；外用适量，煎汤浸洗。

【现代研究】

1. 化学成分　本品主要成分有芹菜素、木犀草素、芹菜素-7-0-葡萄糖苷和水犀草素-7-0-葡萄苷等。

2. 药理作用　本品提取物可以有效保护内皮细胞免受氧化损伤。

【应　用】

1. 吐血不止：浮萍15克，生姜少许，共捣烂绞汁调蜜服。

2. 麻疹透发不畅：浮萍6克。水煎当茶饮。

3. 鼻衄：浮萍焙干研末，塞鼻孔。

4. 水肿尿少：浮萍9克。水煎服。

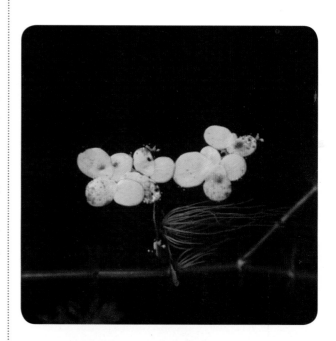

§ 羊栖菜（海藻）

【基　源】 海藻为马尾藻科羊栖菜的藻体。

【原植物】 多年生褐藻，多分枝，黄棕色，肥厚多汁。可明显区分固着器、主干、叶三部分。固着器由若干圆柱形假根组成。主干圆柱形，互生侧枝和叶，叶形多变，扁平，具不明显的中肋，渐长则脱落后生者多为狭倒披针形，边缘稍呈波状，先端膨大中空。气囊腋生，纺锤形。同一藻体，枝叶、气囊不为同时存在。生殖托腋生，雌雄异株，雌托椭圆形；雄托圆柱形。成熟期6～7月。

【生境分布】 生于低潮带、大干潮线下海水微荡处的岩石上。分布于自辽宁至海南的沿海近处。

【采收加工】 立秋前后割取，晒干。

【性味功能】 味苦、咸，性寒。有软坚散结，消痰利水的功能。

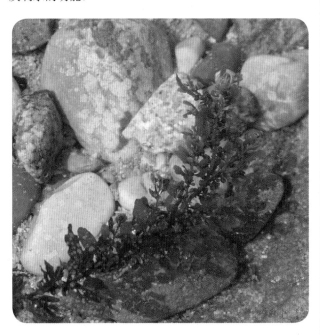

【主治用法】 用于瘿瘤瘰疬，睾丸肿痛，痰饮水肿。用量6～12克。水煎服，浸酒或入丸散用。

【现代研究】

1. 化学成分 羊栖菜含有丰富的多糖、食物纤维素、B族维生素、褐藻酸、甘露醇及人体必须的矿物质和微量元素；

2. 药理作用 本品有降血脂血糖、抗肿瘤作用、消食化瘀作用；能促进免疫能力。

【应 用】

1. 瘿瘤：海藻、海带、贝母、陈皮、青皮、川芎、当归、半夏、连翘、甘草、独活、昆布各3克，水煎服。

2. 慢性颈淋巴结炎：海藻、海带、栗子壳、屈头鸡各9克。水煎服。

3. 高血压、动脉硬化症：海藻煎汤，常服。

9 海蒿子（海藻）

【基 源】 海藻为马尾藻科海蒿子的藻体。

【原植物】 多年生褐藻，藻体直立，褐色。固着器盘状或钝圆锥状，主干圆柱形，多为单一，小枝互生，冬春脱落后于主干上残留圆锥状残迹。单叶互生，叶形变异甚大，初生叶倒卵形、披针形，全缘，有中肋；次生叶较狭小，线形或披针形，有时浅羽裂或有疏锯齿，较薄，中肋不明显。腋外侧枝上生狭线形叶，基叶腋间又生出有丝状叶的小枝，小枝末端常生气囊，圆球形。生殖托单生或成总状排列于生殖枝上，卵形或棍棒状。雌雄异株。成熟期9～12月。

【生境分布】 生于低潮线浅海水激荡处的岩石上。我国黄海、渤海沿岸极为常见。

【采收加工】 立秋前后采收，割取藻体后晒干。

【性味功能】 味苦、咸，性寒。有软坚散结，消痰利水的功能。

【主治用法】 用于瘿瘤瘰疬，睾丸肿痛，痰饮水肿。用量6～12克。脾胃虚寒者忌服。

【应 用】

1. 瘿瘤瘰疬：海藻、茯苓、白术各15克，半夏、甘草、桔梗各3克，陈皮1.5克，白芥子6克。水煎服。

2. 睾丸肿痛、小便不利：海藻、通草、昆布各6克，水煎服。

3. 甲状腺肿：海藻，水煎服。

4. 外伤出血：海藻，熬膏，外敷。

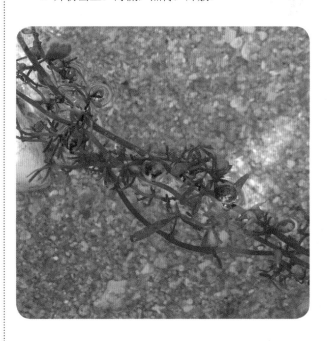

6 海带（昆布）

【基　源】　海带为昆布科植物海带的干燥叶状体。

【原植物】　多年生大型褐藻。扁平带状，长达6米，橄榄褐色，粘滑柔韧，干后黑褐色，厚革质。分为根状固着器、柄和叶片三部分。基生固着器粗纤维状，由多数假根所组成，假根末端有吸盘。柄椭圆柱状。叶片扁长，中部较厚，向两边缘渐薄，先端钝尖，基部楔形，全缘，边缘有波状褶皱。秋季成熟。

【生境分布】　生于海边低潮下1～3米深处的岩石上，或人工养殖于绳索和竹材上。分布于辽宁、山东一带海域，现沿海大部有养殖。

【采收加工】　夏、秋季，低潮时采捞，摊于海滩上晒干。

【性状鉴别】　干燥全草，呈细长带状，全缘，常皱缩或卷曲，多碎断，直径约2～8毫米，薄如纸，表面棕绿色至棕色，上有类白色盐霜。质脆如纸，折断面有细毛样纤维。臭微弱；味咸。

【炮　制】　拣去杂质，清水漂净，切成宽丝，晾干。

【性味功能】　味咸，性寒。有软坚散结，消肿利水的功能。

【主治用法】　用于瘿瘤瘰疬，睾丸肿痛，痰饮水肿，噎膈等。用量9～15克。水煎服。反甘草。

【现代研究】

1. 化学成分　本品含藻胶酸、昆布素，半乳聚糖等多糖类，海带氨酸、谷氨酸、天门冬氨酸、脯氨酸等氨基酸，维生素B1、B2、C、P及胡萝卜素，碘、钾、钙等无机盐。

2. 药理作用　本品有防治缺碘性甲状腺肿的作用；海带氨酸及钾盐有降压作用；藻胶酸和海带氨酸有降血清胆固醇的作用；并能提高机体的体液免疫，促进机体的细胞免疫，昆布多糖能防治高血糖。

【应　用】

1. 单纯性甲状腺肿大：昆布、海藻、浙贝、海带、浮海石各9克，连翘、法半夏、当归各6克，青皮3克。水煎服。

2. 慢性颈淋巴腺炎：昆布、海藻、白芍各30克，夏枯草15克，牡蛎30克，柴胡、陈皮各6克。水煎服。

3. 防治高血压：昆布15克。水煎服。

4. 血吸虫：昆布15克。流浸膏，内服。

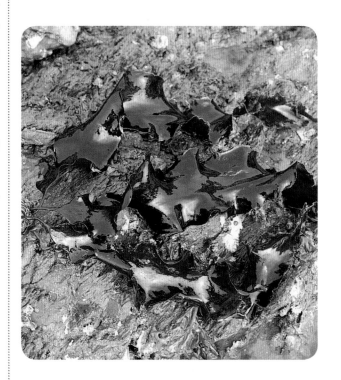

§ 石斛

【基　源】　本品为兰科植物石斛的干燥茎。

【原植物】　别名：金钗石斛、大黄草。多年生附生草本。茎丛生，黄绿色，多节，上部稍扁，微弯曲，下部圆柱形，基部膨大。叶3～5片生于上端，长圆状披针形；叶鞘紧抱于节间。总状花序有花2～3朵，下垂，花萼及花白色带淡紫色，先端紫红色；花瓣椭圆形，唇瓣倒卵状长圆形，有短爪，有深紫色斑块。蒴果。花期4～6月。

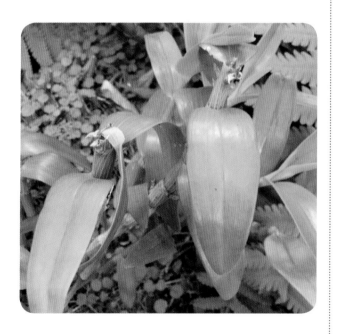

【生境分布】　附生于高山岩石上或树干上。分部于台湾、湖北、广东、广西及西南各省、自治区。

【采收加工】　全年可采，稍烫或烘软，边搓边烘，至叶鞘搓净，晒干。

【性状鉴别】　本品茎中、下部呈扁圆柱形，向上稍之字形弯曲，长18～42厘米，中部直径0.4～1厘米，节间长1.5～6厘米。表面金黄色或绿黄色，有光泽，具深纵沟及纵纹，节稍膨大，棕色，常残留灰褐色叶鞘。质轻而脆，断面较疏松。气微，味苦。

【炮　制】

干石斛：取干燥的石斛，用水泡约至八成透，焖润，除去残根及黑枝，切段，撞去薄膜，晒干。

鲜石斛：临用时剪下，搓去膜质叶鞘，洗净，剪段。

【性味功能】　味甘、淡，性微寒。有养阴益胃，生津止渴的功能。

【主治用法】　用于热病伤津，口干烦渴，病后虚热。用量6～12克。

【现代研究】

1. 化学成分　本品含生物碱：石斛碱，石斛酮碱，石斛胺，石斛醚碱，6-羟基石斛醚碱，石斛酯碱，还有季铵生物碱：N-甲基石斛季铵碱，N-异戊烯基石斛季铵醚碱等，尚含亚甲基金钗石斛素，金钗石斛菲醌，β-谷甾醇，胡罗卜甙等成分。

2. 药理作用　本品具有解热、降血压、升血糖、抗病原微生物作用，并有抑制肠管、减弱心脏收缩力和抑制呼吸的作用。

【应　用】

1. 热病伤阴口渴：石斛、麦冬、生地、远志、茯苓、玄参、炙甘草。共研末，每次12克，水冲服。

2. 慢性胃炎：石斛、麦冬、花粉、白扁豆、鲜竹茹各9克，北沙参、生豆芽各12克，水煎服。

3. 糖尿病：石斛9克，花粉、知母各24克，麦冬9克，北沙参、生地各15克，川连3克，水煎服。

4. 白内障：石斛、仙灵脾各12克，苍术6克，研末，空心米饮调服。

❡ 美花石斛（石斛）

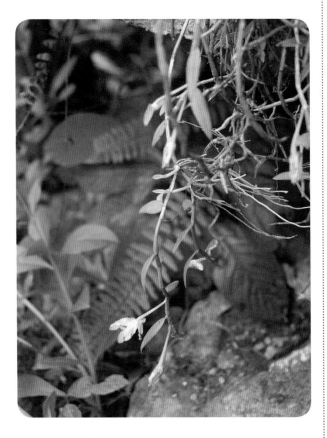

【基　源】　石斛为兰科植物美花石斛的新鲜或干燥茎。

【原植物】　多年生附生草本。植物体无匍匐根茎。茎直立，细圆柱形，基部稍细，柔软下垂，节明显。叶互生，无柄，叶长圆状披针形或长条形，先端渐尖，稍钩转，基部叶鞘松抱于茎，鞘口松开，花期有叶。花单生于茎上，稀有2朵，淡粉红色，有香气；苞片小，中央萼片长圆状披针形，先端钝，两侧萼片中萼片长而较窄，先端锐尖，萼囊短而钝；花瓣椭圆形，较宽，唇瓣3浅裂，先端微凹或近圆形，黄色，边缘流苏状，中央有毛。

【生境分布】　附生于高山的树干上或岩石上。分布于广东、广西、云南等省区。

【采收加工】　全年均可采收，鲜用者除去根及泥沙，干用者采收后，除去杂质，用开水稍烫或烘软，再边搓边烘晒，至叶鞘搓净干燥。

【性状鉴别】　本品茎细长圆柱形，常弯曲，盘绕成团或捆成把，长11～40厘米，直径1～3毫米，节间长0.4～2.3厘米。表面金黄色，有光泽，具细纵纹。质柔韧而实，断面较平坦。气无，味较苦，有粘性。

【炮　制】

干石斛：取干燥的石斛，用水泡约至八成透，焖润，除去残根及黑枝，切段，撞去薄膜，晒干。

鲜石斛：临用时剪下，搓去膜质叶鞘，洗净，剪段。

【性味功能】　味甘淡微咸，性微寒。有养胃生津，滋阴清热的功能。

【主治用法】　用于阴伤津亏，口干烦渴，食少干呕，病后虚热，目暗不明。用量：干品6～12克；鲜品15～30克。

【现代研究】

1. 化学成分　本品含石斛宁碱，石斛宁定碱，石斛酚等生物碱。

2. 药理作用　本品具有解热、降血压、升血糖、抗病原微生物作用，并有抑肠管、减弱心脏收缩力和抑制呼吸的作用。

【应　用】

同石斛。

❡ 铁皮石斛（石斛）

【基　源】　石斛为兰科植物铁皮石斛的茎。

【原植物】　别名：耳环石斛、铁皮兰、黑节草。多年生附生草本。茎丛生，圆柱形，长达35厘米，基部稍细，绿色并带紫色，多节，上部茎节有时生根。叶少数，生于上部，无柄；叶片长圆状披针形；叶鞘灰色有紫斑，鞘口张开。总状花序有花2～5朵，生于茎上部；花被片淡黄绿色或白色；唇瓣卵状披针形，近上部中央有圆形紫色斑块，近下部中间有黄色胼胝体；蒴果长圆形，具3棱。

【生境分布】　附生于树上或岩石上。分布于浙江、江西、广西、贵州、云南各省区。

【采收加工】　全年均可采。采收后，剪去部分须根，边炒边搓去叶鞘，边炒边扭成螺旋形或弹簧状，烘干，称耳环石斛或枫斗。

【性状鉴别】　本品茎呈圆柱形，长15～50厘米，直径1.5～3毫米，节间长1～4厘米。表面黄色，基部稍有光泽，具纵纹，节上有花序柄痕及残存叶鞘；叶鞘短于节间，常与节间上部留下环状间隙，褐色，鞘口张开。质硬而脆，易折断，断面纤维状。鲜品茎直径3～6毫米，表面黄绿色或黑绿色，叶鞘灰白色。气微，嚼之有粘性。

350

【炮　制】

鲜石斛：临用时剪下，搓去膜质叶鞘，洗净，剪段。

炒石斛：放入锅内，用文火炒干，边炒边扭成螺旋形。

【性味功能】　味甘、淡，性微寒。有养阴益胃，生津止渴的功能。

【主治用法】　用于热病伤津，口干烦渴，病后虚热。用量6～12克。鲜品15～30克。

【现代研究】

1. 化学成分　本品含有铁皮石斛素A，铁皮石斛素B，铁皮石斛素C，铁皮石斛素D，铁皮石斛素E，酚类化合物：N-p-香豆酰酪胺，反-N-（4-羟基苯乙基）阿魏酸酰胺，木脂素类化合物，内酯类化合物，二氢黄酮类化合物，多糖等成分。

2. 药理作用　本品具有促进消化、护肝利胆、降血糖、降血脂、抗肿瘤、抗衰老作用，并可增强免疫功能。

【应　用】

同石斛。

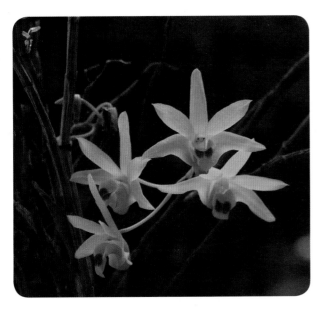

§ 中华槲蕨（骨碎补）

【基　源】　骨碎补为槲蕨科植物中华槲蕨的根茎。

【原植物】　多年生附生草本。根状茎粗壮，肉质，被棕黄色鳞片。叶二型，营养叶稀少，矩圆状披针形，羽状深裂，急尖，无毛，上面被毛；孢子叶有长柄，有窄翅，羽状深裂几达中轴，边缘锯齿状，两面多被疏短毛，叶脉联结成网状。孢子囊群在中脉两侧各排列1行，非两行。

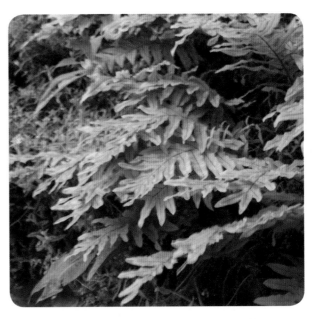

【生境分布】　附生于岩壁或树上。分布于陕西、山西、宁夏、甘肃、青海及西南地区等省、自治区。

【采收加工】　全年可采根茎，除去叶片及泥沙，晒干或蒸熟后晒干，或再用火燎毛茸。

【性味功能】　味苦，性温。有补肾，壮骨，祛风湿，活血止痛的功能。

【主治用法】　用于肾虚腰痛，风湿性关节炎，跌打损伤，阑尾炎；外用于斑秃，鸡眼。用量3～10克。

【应　用】

1. 跌打损伤：骨碎补15克，红花、赤芍、土鳖虫各9克。水煎服。

2. 关节脱位，骨折：骨碎补、榔榆根皮，捣烂，加面粉调成糊状，复位后，敷患处。

3. 鸡眼：骨碎补，研末，浸酒精3日，温水泡软患处，去厚皮，再涂药酒。

4. 腰肌劳损，肾虚腰痛：骨碎补15克，盐炒。水煎服。

§ 槲蕨（骨碎补）

【基　源】　骨碎补为槲蕨科植物槲蕨的根茎。

【原植物】　多年生附生草本。根茎粗壮，肉质，横走，密生棕黄色钻状披针形鳞片，有睫毛。叶二型，厚革质，红棕色或灰褐色，无柄，宽卵形，边缘羽状浅裂，叶脉明显。孢子叶绿色，厚纸质，有短柄，柄有翅，叶长圆形或长椭圆形，羽状深裂，裂片互生，先端尖，边缘有不规则浅波状齿；叶脉网状。孢子囊群圆形，黄褐色，沿中脉两侧各排成2～3行，无囊群盖。

【生境分布】 附生于树干、山林石壁或墙上。分布于浙江、江西、福建、台湾、湖北、湖南、广东、广西、贵州、四川、云南等省、自治区。

【采收加工】 全年可采根茎，晒干或蒸熟后晒干，或再用火燎毛茸。

【性味功能】 味苦，性温。有补肾，壮骨，祛风湿，活血止痛的功能。

【主治用法】 用于肾虚腰痛，久泻，风湿性关节炎，跌打损伤，瘀血作痛，牙痛，耳鸣，阑尾炎；外用于斑秃，鸡眼。用量3～10克。鲜品6～15克。外用适量研末敷或酒浸涂患处。

【应 用】

1. 退化性骨关节病：骨碎补9克，水煎服。

2. 链霉素中毒性耳鸣、耳聋等急性症状：骨碎补15克，水煎服。或注射液肌注。

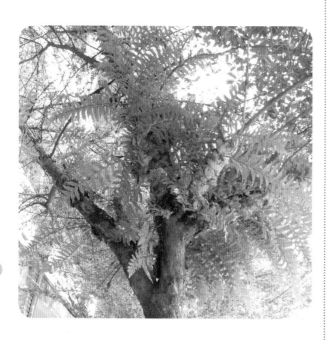

 石韦

【基 源】 本品为水龙骨科植物石韦的干燥地上部分。

【原植物】 别名：石兰、石剑、小石韦。多年生草本，高10～30厘米。根状茎细长，密生棕色鳞片。叶远生，二型，革质；能育叶与不育叶同型，披针形或长圆状披针形，有渐尖头，上面有凹点，少有星状毛，下面密生褐色星状毛，侧脉明显。孢子囊群在侧脉间整齐而紧

密排列，无囊群盖。

【生境分布】 生于岩石或树干上。分布于华东、中南、西南各地区。

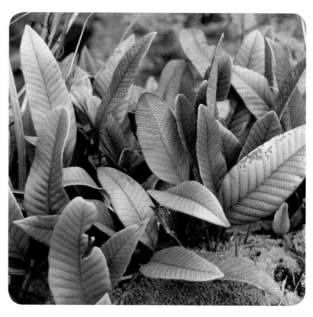

【采收加工】 全年均可采收，除去根茎及须根，洗净，晒干或阴干。

【性状鉴别】 本品叶柄近圆柱形，棕色或棕黑色，有纵沟，无毛或疏被星状毛；叶片扭曲皱卷，平展后呈披针形，先端渐尖，叶基楔形至圆形，全缘，叶面棕色或灰棕色，无毛或疏具星状毛，布有黑色圆形小凹点，背面密被中心具红色圆点的粉棕色星状毛，毛的分枝较粗短，有的叶表面几乎全部布有孢子囊群。叶片革质，稍脆易折。气无，味淡。

【炮 制】 除去杂质，洗净，切段，晒干，筛去细屑。

【主治用法】 用于小便不利，血淋，尿血，尿路结石，肾炎浮肿，肺热咳嗽，崩漏等。用量6～12克。

【性味功能】 味苦、甘，性微寒。有利尿通淋，清肺止咳，止血的功能。

【现代研究】

1. 化学成分 本品含绵马三萜、皂甙、蒽醌、黄酮、β-谷甾醇等。

2. 药理作用 暂无。

【应 用】

1. 热淋：石韦、车前子、滑石各12克。水煎服。

2. 肾结石血尿：石韦、冬葵子各30克，旱莲草、滑

石各 18 克，当归、白芍、紫珠草、白术、瞿麦各 12 克，炙甘草 4.5 克，水煎服。

3. 白细胞减少：石韦 30 克，红枣 15 克，水煎服。

4. 热证吐血：石韦 50 克，水煎服。

§ 有柄石韦

【基　源】　石韦为水龙骨科植物有柄石韦的干燥叶。

【原 植 物】　多年生草本。根状茎长而横走，密被棕褐色披针形鳞片，边缘有锯齿。叶二型，疏生；营养叶柄较孢子叶柄为短，革质，上面无毛，有排列整齐的小凹点，下面密被棕色星状毛，干后通常向上内卷成筒状。叶片长圆形或卵状长圆形，全缘，顶端钝头，偶为锐尖，叶脉不明显。孢子囊群深棕色，成熟时满布于叶片的背面。

【生境分布】　生于裸露干旱岩石上。分布于东北、华北、西南和长江中、下游各省区。

【采收加工】　全年均可采收。除去根状茎及须根，阴干或晒干。

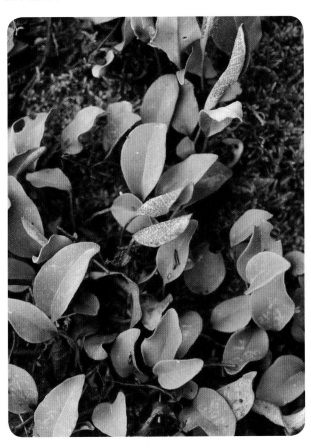

【性状鉴别】　本品叶柄被棕色星状毛，有 1 纵浅槽，内密生毛；叶片卷曲成筒状，广披针形至长圆状披针形，先端钝，叶基楔形，全缘，叶面灰棕色，无毛或疏被星状毛，散布黑色圆形小凹点，背面密生粉棕色的中心有红点的星状毛，毛的分枝较短粗，中脉明显，侧细脉均不显。薄革质。气无，味微苦。

【性味功能】　味甘、苦，性微寒。有利尿通淋，清肺止咳的功能。

【主治用法】　用于热淋，血淋，石淋，小便不通，淋沥涩痛，吐血，衄血，尿血，崩漏，肺热喘咳。用量 6～12 克。

【现代研究】

1. 化学成分　有柄石韦全草含绿原酸。北京产者还含杜果甙，而四川产者不含杜果甙。

2. 药理作用　本品镇咳平喘作用、抗菌作用；具有显著的抗单纯疱疹病毒作用。

【应　用】　同石韦。

§ 庐山石韦（石韦）

【基　源】　石韦为水龙骨科植物庐山石韦的干燥叶。

【原 植 物】　多年生草本，高 20～60 厘米。根状茎粗壮，横走或斜生，密生棕色鳞片。叶近生，一型，坚革质；叶柄粗壮；叶片阔披针形，向顶端渐狭，有锐尖头，向基部渐宽，为不等圆耳形或心形，全缘不下延，上面有小凹点，下面被黄色紧密的星状毛。孢子囊群在侧脉间排成多行，无盖。

【生境分布】　生于林下岩石或树干上。分布于长江以南各省。

【采收加工】　全年可采收，除去根茎及须根，洗净，晒干或阴干。

【性状鉴别】　本品叶片略皱缩，展平后呈披针形。先端渐尖，基部耳状偏斜，全缘，边缘常向内卷曲；上表面黄绿色或灰绿色，散布有黑色圆形小凹点；下表面密生红棕色星状毛，有的侧脉间布满棕色圆点状的孢子囊群。叶柄具四棱，略扭曲，有纵槽。叶片革质。气微，味微涩苦。

【性味功能】　味苦、甘，性微寒。有利尿通淋，清肺止咳，止血的功能。

【主治用法】　用于热淋，石淋，小便不通，淋沥涩痛，吐血，衄血，尿血，尿路结石，肾炎浮肿，崩漏，肺热喘咳。用量6～12克。

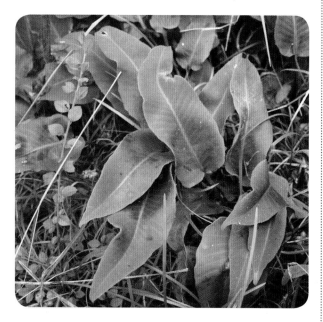

【现代研究】

1. 化学成分　全草含里白烯、杜果甙、香草酸、原儿茶酸、延胡索酸、咖啡酸、β-谷甾醇等。

2. 药理作用　本品有镇咳、祛痰、平喘作用；对大鼠慢性气管炎的治疗作用。

【应　　用】

1. 热淋，小便不利，尿道涩痛：石韦、车前子、滑石各12克。水煎服。

2. 热证吐血：石韦50克，水煎服。

3. 肾炎、肾盂炎：石韦12克。水煎服。

4. 肾结石血尿：石韦、白葵子、旱莲草、滑石、紫珠草、白芍、瞿麦、白术、炙甘草。水煎服。

5. 白细胞减少症：石韦30克，红枣15克。水煎服。

景天

【基　　源】　本品为景天科植物景天的全草。

【原 植 物】　别名：护火、戒火、火焰草、佛指甲。多产生肉质草本。叶互生；叶柄长4～8毫米；叶片正三角形或三角状卵形，长10～20毫米，宽5～10毫米，先端钝或急尖，基部宽楔形至截形，全缘。总状聚伞花序，顶生，疏分枝，花多数；花梗长5～10毫米；萼片5，披针形至长圆形，长1～2毫米；花瓣5，黄色，披针状长圆形，长3～5毫米；雄蕊10，2轮，较花瓣短，花药

肾形，黑紫色；鳞片5，宽匙形至宽楔形，先端有微凹；心皮5，近直立，长圆形，先端突狭成短花柱。蓇葖果，上部略叉开，基部合生。种子长圆状卵形，长0.3～0.5毫米，有纵纹，淡褐色。花期6～8月，果期8～9月。

【生境分布】　生长于山坡或山谷石缝中。分布于云南、贵州、四川、湖北、陕西、山西等地。

【采收加工】　7～8月间采收，晒干，切段。

【性状鉴别】　根呈圆锥形，表面较粗糙，密生多数细根。茎呈圆柱形，长30～60克，直径2～10毫米，表面淡黄绿色、淡紫色或黑棕色，有细纵纹及叶痕。叶多对生，叶片多已碎落，叶展平后呈长卵形，无柄。有的可见顶生伞房花序或黄白色果实。气微，味甘淡。

【性味功能】　味苦、酸，性寒。有清热解毒，止血的功能。

【主治用法】　用于喉炎，荨麻疹，吐血，小儿丹毒，乳腺炎；外用治疗疮痈肿，跌打损伤，鸡眼，烧烫伤，毒蛇咬伤，带状疱疹，脚癣。15～30克，煎服或捣汁或入散剂。外用：捣汁涂或煎水洗。

【注意】　脾胃虚寒者忌服。

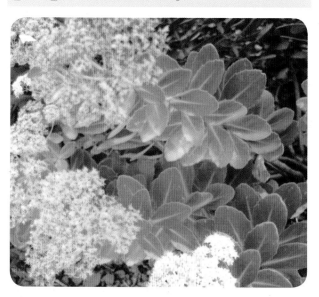

佛甲草

【基　　源】　本品为景天科植物佛甲草的全草。

【原 植 物】　多年生肉质草本，高可达30厘米。茎多数丛生，柔软，斜卧地面，着地部分节上生不定根。通常3叶轮生，少有对生的，无柄；叶片肉质多汁，条形或条状披针形，上方渐次呈细圆柱形，先端短尖，基部扁

平，全缘。聚伞花序顶生；黄色小花，萼无距或有时具假距，条状披针形；花瓣5，矩圆形；雄蕊10个；雌蕊5个，成熟时分离。果。花期6～8月。

【生境分布】 生于山坡岩石上、路旁、山沟边等处。分布于山东、江西、福建、河南、湖南、广西、广东、四川、云南等省区。

【采收加工】 全年可采，洗净，鲜用或晒干。

【性状鉴别】 本品茎圆柱形，有分枝，表面淡棕绿色或浅棕红色，叶腋处常有白色长柔毛。叶多皱缩，线状。枝端常有花着生，萼片2，宽卵形，卷成帽状，花瓣多干瘪皱缩成帽尖状，深紫红色。蒴果帽状圆锥形，浅棕黄色，外被白色长柔毛，盖裂，内含多数深灰黑色细小种子。种子扁圆形或类三角形，具金属样光泽。气微香，味酸。

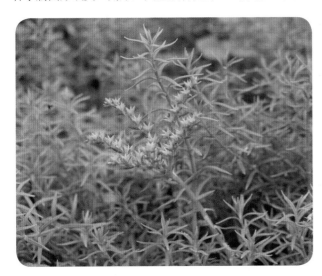

【性味功能】 性寒，味甘。有清热解毒，消肿止血功能。

【主治用法】 用于咽喉炎，肝炎，胰腺癌；外用于烧烫伤，外伤出血，带状泡疹，疮疡肿毒，毒蛇咬伤。用量30～60克；外用适量，鲜草捣烂敷患处。

【现代研究】

1. 化学成分 本品全草含金圣草素、红车轴草素、香豌显甙、三十三烷及 δ-谷甾醇等。

2. 药理作用 本品提取液具有增强机体活力和适应能力及对抗机体疲劳的作用。

【应用】

1. 迁延性肝炎：佛甲草30克，当归9克，红枣10个。水煎服。

2. 外伤出血：鲜佛甲草捣烂外敷；或干品研末敷患处。

3. 毒蛇咬伤：鲜佛甲草，捣烂敷伤口周围。

4. 外伤出血：鲜佛甲草捣烂外敷。

9 虎耳草

【基源】 本品为虎耳草科植物虎耳草的全草。

【原植物】 多年生常绿草本。全体被毛。匍匐枝丝状，赤紫色，蔓延地面，枝端可长出幼苗。单叶，基部丛生；具长柄，柄上密生长柔毛；叶片圆形至肾形，肉质，边缘多作浅裂状，具疏生尖锐牙齿，下面紫赤色，无毛，密生小球形的细点。花白色，花葶赤红；花瓣5，3瓣小，卵形，下面2瓣较大，形似虎耳。蒴果卵圆形。花期6～7月。

【生境分布】 生于阴湿处的石缝间或岩石上。分布于东北、华东及河北、陕西、河南、湖南、台湾、广西、广东以及西南地区。

【采收加工】 夏季采收，鲜用或晒干。

【性状鉴别】 本品全体被毛。单叶，基部丛生；叶片圆形至云肾形，肉质，宽4～9厘米，边缘浅裂，疏生尖锐齿牙；下面紫赤色，无毛，密生小球形的细点。花白色，上面3瓣较小，卵形，有黄色斑点，下面2瓣较大，披针形，倒垂，形似虎耳。蒴果卵圆形。气微，味微苦。

【炮制】 去杂质，切段备用。

【性味功能】 味辛、微苦，有小毒。有清热解毒，凉血消肿的功能。

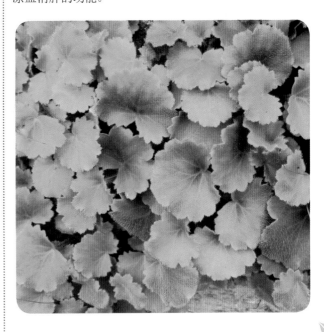

【主治用法】 用于小儿发热，风疹湿疹，咳嗽气喘；外用于丹毒，中耳炎，耳廓溃烂，疖肿，湿疹。用量 9 ～ 15 克。

【现代研究】

1. 化学成分 本品叶中含岩白菜素、槲皮甙、没食子酸、原儿茶酸、琥珀酸和甲基延胡索酸。茎含儿茶酚。根含挥发油。

2. 药理作用 本品有强心和利尿作用。

【应 用】

1. 中耳炎：鲜虎耳草，洗净捣烂取汁（或加冰片粉少许）滴耳，每日 1 ～ 2 次。

2. 耳廓溃烂：鲜虎耳草适量，捣烂调茶油涂患处；或加冰片 0.3 克，枯矾 1.5 克，共捣烂敷患处。

ᕑ 石胡荽（鹅不食草）

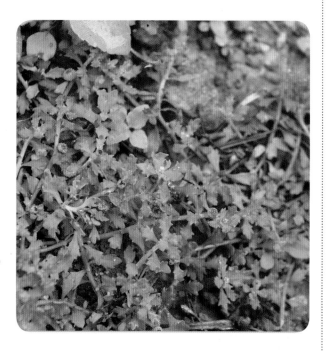

【基 源】 鹅不食草为菊科植物石胡荽的全草。

【原植物】 一年生匍匐草本，微臭，揉碎有辛辣味。茎纤细，基部多分枝。叶互生，倒卵状披针形，顶端钝，基部楔形，边缘有不规则疏齿。头状花序单生叶腋，扁球形，无总花梗；总苞片 2 层，椭圆状披针形；花杂性；黄色或黄绿色，全部筒状；雌花位于外围，中央为两性花，花冠管钟状，4 裂；雄蕊 4；子房下位，柱头 2 裂。瘦果

椭圆形具 4 棱，边缘有长毛，无冠毛。花期 4 ～ 8 月，果期 6 ～ 10 月。

【生境分布】 生于路旁荒野，稻田沟边及其它荫湿处。全国大部分省区。

【采收加工】 夏季开花后采收，洗净，晒干。

【性状鉴别】 全草长 5 ～ 20 厘米，甚纤细，通常为互相缠绕成团，灰绿色或绿褐色，被柔毛。茎多分支，粗不到 0.1 厘米，质脆，易碎断，叶细小，干缩成细线状，常破碎不全；完整叶片展开后呈长圆状匙形，长 0.5 ～ 1.2 厘米，宽 0.3 ～ 0.5 厘米，边缘有 3 ～ 5 齿。头状花序球形，整个花序直径仅 0.2 ～ 0.3 厘米，由多数小花所聚成，黄色或黄棕色。气微辛香，有呛鼻感，味苦微辛。

【炮 制】 洗净鲜用或阴干备用。

【性味功能】 味辛，性温。有清热止咳，祛风通窍，散瘀消肿，退翳明目的功能。

【主治用法】 用于鼻塞不通，急慢性鼻炎，过敏性鼻炎，头痛，百日咳，慢性气管炎，结膜炎，风湿关节痛，湿疮肿毒，跌打肿痛，毒蛇咬伤等症。用量 3 ～ 9 克，外用适量。

【现代研究】

1. 化学成分 本品全草含有多种三萜成分、蒲公英赛醇、蒲公英甾醇、山全车烯二醇，和另一种未知的三萜二醇以及谷甾醇，豆甾醇、挥发油、黄酮类、有机酸等有效成分。

2. 药理作用 本品治疗鼻炎，用在鼻渊所致的鼻塞、流涕、头痛；治疗疟疾，百日咳，软组织损伤。

【应 用】

1. 骨折：鲜鹅不食草适量，加酒，炖后捣烂敷伤部。

2. 疟疾：鹅不食草 6 克，酒煎，饭后服。

3. 急、慢性鼻炎，过敏性鼻炎：鲜鹅不食草少许，揉成黄豆大，塞鼻。

4. 百日咳：鹅不食草水煎服。或冰糖适量水煎服。

ᕑ 酢浆草

【基 源】 本品为酢浆草科多年生草本植物酢浆草的全草。

【原植物】 多年生草本。茎匍匐或斜升，多分枝，长达 50 厘米，上被疏长毛，节节生根。叶互生，掌状复叶，叶柄长 2.5 ～ 5 厘米；托叶与叶柄连生，形小；小叶 3 枚，

倒心脏形,长达 5～10 毫米,无柄。花 1 至数朵成腋生的伞形花序,花序柄与叶柄等长;苞片线形;萼片 5,花瓣 5,黄色,倒卵形;雄蕊 10,花丝下部联合成筒;子房心皮 5,5 室,花柱 5,离生,柱头头状。蒴果近圆柱形,长 1～1.5 厘米,有 5 棱,被柔毛,熟时裂开将种子弹出。种子小,扁卵形,褐色。花期 5～7 月。

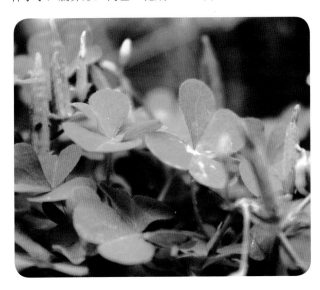

【生境分布】 生长于耕地、荒地或路旁。全国各地均有分布。

【采收加工】 全年均可采收,尤以夏、秋季为宜,洗净,鲜用或鲜用。

【性状鉴别】 为段片状。茎、枝被疏长毛。叶纸质,皱缩或破碎,棕绿色。花黄色,萼片、花瓣均 5 枚。蒴果近圆柱形,有 5 条棱,被柔毛,种子小,扁卵形,褐色。具酸气。味咸而酸涩。

【性味功能】 味酸,性寒。有清热利湿,凉血散瘀,消肿解毒的功能。

【主治用法】 用于感冒发热,肠炎,尿路感染,尿路结石,神经衰弱;外用治跌打损伤,毒蛇咬伤,痈肿疮疖,脚癣,湿疹,烧烫伤。煎服 6～12 克,鲜品 30～60 克;外用适量,鲜品捣烂敷患处,或煎水洗。

【现代研究】

1. 化学成分 茎叶含多量草酸盐。另有谓叶含柠檬酸及大量酒石酸,茎含苹果酸。

2. 药理作用 对金黄色葡萄球菌有抑制作用。

【应 用】

1. 水泻:酢浆草 9 克,加红糖蒸服。

2. 痢疾:酢浆草研末,每服 15 克,开水送服。

3. 湿热黄疸:酢浆草 50～75 克,水煎 2 次,分服。

4. 血淋热淋:酢浆草取汁,入蜜同服。

5. 尿结尿淋:酸浆草 100 克,甜酒 100 毫升,共同煎水服,每日 3 次。

6. 二便不通:酢浆草 1 大把,车前草 1 握,捣汁入砂糖 5 克,调服一盏;不通再服。

6 地锦

【基 源】 本品为大戟科植物地锦的干燥全草。

【原植物】 年生草本。茎纤细带红色,多分枝,平卧。叶对生,长圆形,先端钝圆,基部偏斜,叶缘具细齿。杯状聚伞花序,单生叶腋。总苞倒圆锥形,顶端 4 裂;裂片膜质,裂片间有腺体,腺体扁椭圆形,具花瓣状附属物。蒴果,近球形。种子卵形。花期 6～9 月,果期 7～10 月。

【生境分布】 生于荒地、路旁、田间。分布于全国大部分地区。

【采收加工】 夏、秋二季采收,除去杂质,晒干。

【性状鉴别】 本品藤茎呈圆柱形。灰绿色,光滑。外表有细纵条纹,并有细圆点状突起的皮孔,呈棕褐色。节略膨大,节上常有叉状分枝的卷须,叶互生,常脱落。断面中央有类白色的髓,木部黄白色,皮部呈纤维片状剥离。气微,味淡。

【炮 制】 去掉叶片,切段;根部于冬季挖取,洗净,切片,晒干,或鲜用。

【性味功能】 味甘,性平。有清热解毒,凉血止痛止血的功能。

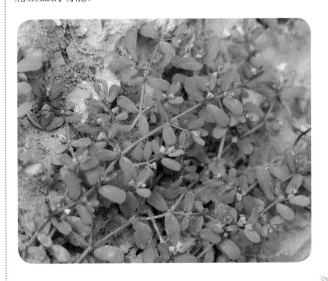

【主治用法】　用于痢疾，肠炎，咳血，尿血，便血，崩漏，疮疖痈肿，湿热黄疸，乳汁不下。用量9～20克。

【现代研究】

1. 化学成分　叶含矢车菊素。种子主要含油，如软脂酸、硬脂酸、油酸、棕榈油酸、亚油酸等。

2. 药理作用　本品鲜汁、水煎剂或提取液有抗细菌、真菌的作用，还可快速缩短小鼠的凝血时间及出血时间，对小鼠所致肝损害有明显保护作用，还有止痒，抗过敏，免疫调节作用。

【应　　用】

1. 痢疾、肠炎及肠道传染病：鲜地棉草100克，水煎服。

2. 慢性支气管炎：地棉草9克，水煎服。

3. 咯血、咳血、吐血、崩漏：地棉草9克，水煎服。

4. 湿热黄疸：地棉草15克，水煎服。

⑨ 金疮小草（筋骨草）

【基　　源】　筋骨草为唇形科植物金疮小草的全草。

【原植物】　别名：青鱼胆、苦草、白毛夏枯草
一年生草本。茎基部倾斜或匍匐，上部直立，多分枝，四棱形，略带紫色，全株密被白色柔毛。单叶对生，卵形或长椭圆形，先端圆钝或短尖，基部渐窄下延，边缘有波状粗齿，下面及叶缘常带有紫色，两面有短柔毛。腋生或在枝顶集成顶生；萼钟形5裂；花冠唇形，淡紫色或白色，花冠下唇长约为上唇的2倍。坚果灰黄色，具网状皱纹。花期春末夏初。

【生境分布】　生于路旁、林边、草地、村庄附近及沟边阴湿处。分布于华东、中南、华南及西南地区。

【采收加工】　野生品春、夏、秋三季可采集，晒干或鲜用。

【性状鉴别】　本品全体长10～25厘米，呈灰黄色或暗绿色，密被白色柔毛。根细小，暗黄色，多分枝。茎方形，细瘦，质脆，易折断，髓部中空。叶多皱缩，破碎，完整者展开后呈匙形、长椭圆形或倒卵状披针形，长3厘米～6厘米，宽1.5厘米～2.5厘米或更长大，绿褐色，边缘有波状锯齿；叶柄具狭翅。轮伞花序腋生，小花2唇

形，黄棕色。气微，味苦。

【炮　　制】　全草，拣净杂质，鲜用或晒干。

【性味功能】　味苦，性寒。有清热解毒，消肿止痛，凉血平肝的功能。

【主治用法】　用于上呼吸道感染，扁桃体炎，咽炎，支气管炎，肺炎，肺脓疡，胃肠炎，肝炎，阑尾炎，乳腺炎，急性结膜炎，高血压；外用治跌打损伤，外伤出血，痈疖疮疡，烧烫伤，毒蛇咬伤。用量15～60克；外用适量，捣烂敷患处。

【现代研究】

1. 化学成分　本品含新克罗烷又萜类化合物：主要是金疮小草素A、B、C、D、E、F，筋骨草素及筋骨草素A2、B2、克1、H1、F4；还含环烯醚萜类化合物：白毛夏枯草甙A、B、C、D，雷补妥甙，8-乙酰基哈帕甙；又含甾类化合物：杯苋甾酮蜕皮甾酮，筋骨草甾酮B、C，筋骨草内酯；黄酮类化合物：木犀草素；并含筋骨草多糖等成分。

2. 药理作用　本品具有镇咳、祛痰、平喘作用，抑菌作用和增强机体抵抗力的作用，并有缓慢而持久的降压作用和中枢安定作用。

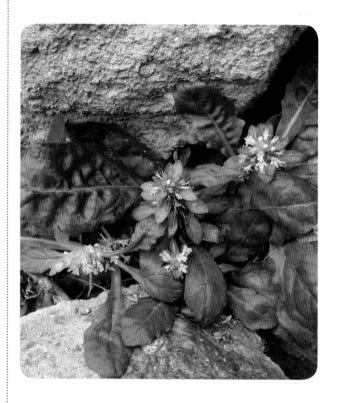

❺ 乌蕨（乌韭叶）

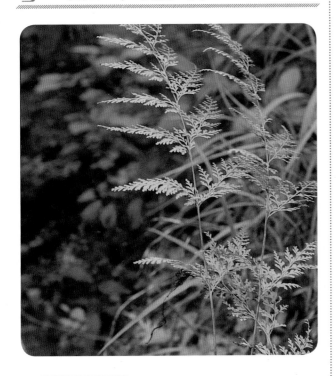

【基　　源】　乌韭叶为鳞始蕨科植物乌蕨的干燥叶。

【原植物】　别名：金花草、雉尾多年生草本。叶草质，不育叶与能育叶同形，长圆状披针形，绿棕色或棕褐色，3～4回羽状分裂，羽片12～20对，互生，卵状披针形，先端尾状渐尖；末回裂片楔形，先端平截，有小牙齿或浅裂成2～3个小圆裂片。孢子囊群近圆形，着生于裂片背面顶部，每裂片1～2枚，囊群盖杯形或浅杯形，向叶缘开口，口部全缘或多少啮蚀状。孢子囊圆球形，有长柄，环带宽，由13～16个加厚细胞组成；孢子长圆形，黄色，透明。

【生境分布】　生于山坡路旁、草丛中，山脚阴湿地或田边、溪边。分布于长江流域及其以南各省区，北至陕西南部。

【采收加工】　夏、秋二季采收叶，鲜用或干燥。

【性味功能】　味苦，性寒。有清热解毒、利湿的功能。

【主治用法】　用于风热感冒，肝炎，肠炎，痢疾，沙门氏菌所致食物中毒，砷、毒蕈、木薯中毒，外用治烧、烫伤，疮疡痈肿。用量30～60克；外用适量。

【应　　用】

1. 肠炎：乌蕨30克，水煎剂。

2. 肝炎：乌蕨、虎刺、扇叶铁线蕨各30克。水煎服。

3. 烫伤：乌蕨炒焦，研细末，食油调搽。

❺ 瓦松

【基　　源】　本品为景天科植物瓦松的全草。

【原植物】　别名：瓦塔、石塔花、厝莲。

二年生肉质草本，密生紫红色斑点。基生叶莲座状，匙状线形，先端增大，为白色软骨质，边缘有流苏状软骨片和1钏状尖头；茎生叶线形至倒卵形，先端长尖。开花时基生叶枯萎，由茎顶抽出花序，多分枝；花小，两性；花瓣5，淡粉红色，有红色斑点。蓇葖果。花期7～9月。果期8～10月。

【生境分布】　生于屋顶、墙头及山坡石缝中。分布于全国各省区。

【采收加工】　夏、秋季采收，鲜用或晒干。

【性状鉴别】　干燥的全草，茎呈黄褐色或暗棕褐色，长12～20厘米，上有多数叶脱落后的疤痕，交互连接成棱形花纹。叶灰绿色或黄褐色，皱缩卷曲，多已脱落，长 12 ～ 15 毫米，宽约 3 毫米，茎上部叶间带有小花，呈红褐色，小花柄长短不一。质轻脆，易碎。气微，味酸。

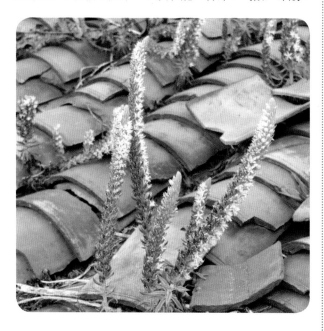

【炮　制】　除去残根及杂质，切段。

【性味功能】　味酸苦，性凉，有毒。有清热解毒，止血，敛疮，消肿的功能。

【主治用法】　用于急性黄疸型肝炎，吐血，鼻衄，血痢，疟疾等。用量 5 ～ 15 克，水煎服。外用适量。

【现代研究】

1. 化学成分　本品全草含槲皮素、槲皮素 -3- 葡萄糖甙、山奈酚、山奈酚 -7- 鼠李糖甙、山奈酚 -3- 葡萄糖甙 -7- 鼠李糖甙及草酸。

2. 药理作用　本品有强心作用以及抗炎、镇痛作用。

【应　用】

1. 急性黄疸型传染性肝炎：瓦松鲜品 60 克，麦芽 30 克，垂柳嫩枝 90 克，水煎服。

2. 鼻衄：鲜瓦松 1000 克，洗净，捣烂取汁，加砂糖拌匀，置瓷盘内，晒干切成块，每次服 1.5 ～ 3 克，每日 2 次，温开水送服。

3. 咯血：鲜瓦松 60 克，水煎服。

卷柏

【基　源】　本品为卷柏科植物卷柏的干燥全草。

【原植物】　别名：九死还魂草、见水还阳草。多年生草本。枝丛生成莲座状，干后内卷如拳。2 ～ 3 次羽状分枝，背腹扁平，叶二形，侧叶斜卵状钻形，先端具长芒，外缘向下面反卷，具微细锯齿，内缘薄，宽膜质；中叶两排，斜向排列，内缘不形成二平行线，斜卵状披针形，先端具长芒。孢子囊穗生枝顶，四棱形；孢子叶卵状三角形，先端具长芒。

【生境分布】　生于山坡岩石缝中或石壁上。分布于河北、河南、湖北、广西及西南各省（自治区）。

【采收加工】　秋季采收，剪去须根，去净泥土，晒干。

【性状鉴别】　本品卷缩似拳状。枝丛生，扁而有分枝，向内卷曲，枝上密生鳞片状小叶，叶先端具长芒，中叶（腹叶）两行，卵状矩圆形，斜向上排列，叶缘膜质，有不整齐的细锯齿。背叶（侧叶）背面的膜质边缘常呈棕黑色。基部残留棕色至棕褐色须根，散生或聚生成短干状。质脆，易折断。无臭，味淡。

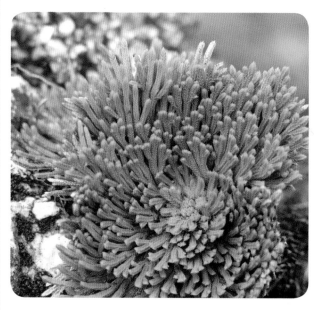

【炮　制】　除去残留须根及杂质，洗净，切段，晒干。

【性味功能】　味辛，性平。有活血通经，止血的功能。生用活血，炒用止血。

【主治用法】　生用于经闭，痛经，癥块，跌扑损伤；炒炭用于吐血，咯血，便血，尿血，脱肛，月经过多，创伤出血。用量 4.5 ～ 9 克。外用适量，捣烂或研粉敷撒患处。孕妇忌服。

【现代研究】

1. 化学成分　本品全草含苏铁双黄酮、穗花杉双黄酮、扁柏双黄酮、异柳杉双黄酮，柳杉双黄酮B、芹菜素、海藻糖等。

2. 药理作用　本品煎剂有抗菌作用；对离体兔小肠收缩有明显抑制作用。水或醇提取物对小鼠肉瘤及艾式腹水癌有抑制作用，并能延长移植肿瘤动物的寿命。

【应　　用】

1. 经闭血瘀：卷柏30克，当归、白术、牡丹皮各15克，白芍9克，川芎2克。水煎服。

2. 跌扑损伤：鲜卷柏50克。水煎服。

3. 创伤出血：炒卷柏，研粉敷撒患处。

⑨ 兖州卷柏（卷柏）

【基　　源】　本品为卷柏科植物兖州卷柏的干燥全草。

【原 植 物】　高约40厘米。主茎禾秆色，叶阔卵形，上部呈复叶状分枝，扁平，营养叶二形，背腹各二列，腹叶卵形，锐尖头，具齿，指向枝顶，背叶（侧叶）卵状披针形，内缘略有齿，外缘全缘，斜展向枝的两侧。孢子囊穗通常生于中部以上分枝的顶端，四棱形；孢子叶卵形，锐尖，有齿。孢子二形。

【生境分布】　生于山坡路旁或疏林下岩石边。分布于陕西、浙江、江西、福建、湖南、湖北及华南西南地区。

【采收加工】　四季可采，洗净，晒干。

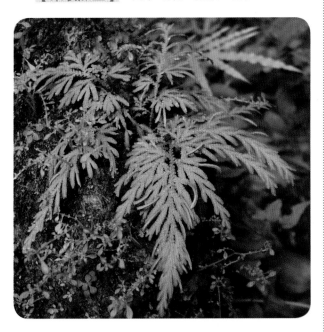

【性味功能】　味微淡、涩，性平。有清热凉血、利水消肿、清肝利胆、化痰定喘、止血的功能。

【主治用法】　用于急性黄疸型肝炎、肝硬化腹水、咳喘、肺炎、小儿惊风、瘰疬疮痈、咳血、崩漏；外用治烫火伤、狂犬咬伤及外伤出血。用量15～60克；外用适量，研末撒敷或调敷患处。

【现代研究】

1. 化学成分　本品全草含三萜化合物，如9（11）—羊齿烯、24—亚甲基环木菠萝烷醇乙酸酯和24—亚甲基环木菠萝烷酮。还含尿嘧啶、尿甙以及马栗树皮素—3—羧酸。

2. 药理作用　本品体外试验对钩端螺旋体有明显的抑制作用。

【应　　用】

1. 急性黄疸型肝炎，胆囊炎，肺病咳血：兖州卷柏50克，水煎服。

2. 外伤出血、烫火伤、狂犬咬伤：兖州卷柏研粉敷出血处。

⑨ 垫状卷柏（卷柏）

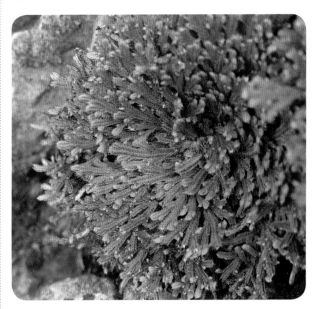

【基　　源】　卷柏为卷柏科植物垫状卷柏的全草。

【原 植 物】　多年生草本，莲座状，干后内卷如拳。根散生，不聚生成干。主茎短，分枝多而密，枝放射状丛生，枝上叶二型，排成二平行线，中叶先端直向，形成二平行线，叶缘厚，全缘。孢子囊穗着生枝顶，四棱形，

361

孢子叶卵状三角形；孢子囊圆肾形。

【生境分布】　生于向阳的干旱岩石缝中。分布于我国大部分地区。

【采收加工】　秋季采收，剪去须根，去净泥土，晒干。

【炮　制】

卷柏：除去残留须根及杂质，洗净，切段，晒干。

卷柏炭：取净卷柏，照炒炭法炒至表面显焦黑色。

【性味功能】　味辛，性平。有活血止血的功能。

【主治用法】　生用于经闭，症瘕，跌打损伤。炒用于咯血，吐血，便血，尿血，脱肛，经血过多，创伤出血，子宫出血。用量4.5～9克。水煎服。外用适量，捣烂或研末调敷。孕妇忌服。

【现代研究】

1. 化学成分　本品含 β-谷甾醇、腺苷、卷柏苷以及咖啡酸、穗花杉双黄酮、芹菜素等。

2. 药理作用　本品有增强免疫及抗肿瘤、降血糖、抗菌抗病毒、止血作用。

【应　用】

1. 跌打损伤：卷柏100克，红糖，开水炖服。

2. 肺脓疡：卷柏50克，豆腐一块，水煎炖。

3. 经闭或月经不调：卷柏，炒黑成炭研末，黄酒冲服。

4. 胃痛，腹胀：卷柏100克，黄酒炖服。

5. 便血、内痔出血、子宫出血：卷柏炭、地榆炭、侧柏叶炭、荆芥炭、槐花各9克。水煎服。

石松（伸筋草）

【基　源】　伸筋草为石松科植物石松的全草。

【原植物】　别名：筋骨草、过山龙。

多年生草本。主茎下部状卧。随处生根，营养枝为多回分叉。叶小，多列密生。叶线状钻形，顶端芒状，螺旋状排列，全缘或微锯齿。孢子枝从第二或第三年营养枝上生出，高出营养枝。孢子囊穗棒状，有柄，单生或2～6个着生于孢子枝上部；孢子叶卵状三角形，边缘有不规则锯齿，孢子囊肾形，淡黄褐色，有密网纹及不突起。孢子期6～8月。

【生境分布】　生于疏林及溪边酸性土壤中。分布于吉林、内蒙古、陕西、新疆、河南、山东及长江以南各省、自治区。

【采收加工】　夏、秋季茎叶繁茂时连根拔起，除去泥土、杂质，舒筋活络的功能。

【性状鉴别】　本品匍匐茎呈细圆柱形，略弯曲，其下有黄白色细根。直立茎作二叉分枝。叶密生茎上，螺旋状排列，皱缩弯曲，红形或针形，黄绿色至淡黄棕色，无毛，称端芒状，全缘，易碎断。质柔软，断面皮部浅黄色，木部类白色。无臭，味淡。

【炮　制】　除去杂质，洗净，切短段，干燥，筛去灰屑。

【性味功能】　味微苦、辛，性温，有祛风寒，除显消肿，舒筋活络的功能。

【主治用法】　用于风寒湿痹，关节酸痛，肢体麻木，四肢软弱，水肿，跌打损伤。用量3～12克。外用适量，捣敷患处。

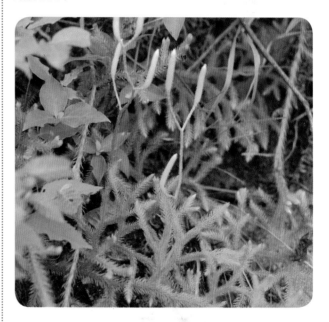

【现代研究】

1. 化学成分　本品全草含石松碱、棒石松碱、石松灵碱等生物碱、香荚兰酸、阿魏酸、伸筋草醇石松醇、石松宁等三萜化合物。

2. 药理作用　本品水浸剂对由皮下注射枯草浸剂引起发热之家兔有降温作用；石松碱适当剂量能升高麻醉猫血压。

【应　用】

1. 风痹筋骨不舒：伸筋草9～50克，水煎服。

2. 关节酸痛：伸筋草9克，虎杖根15克，大血藤9克，水煎服。